进取豁达与人生

黄雪薇 著

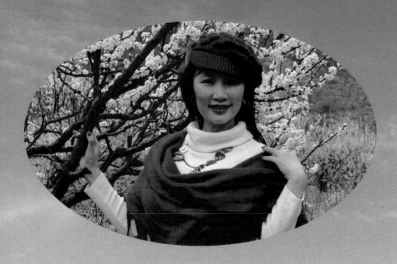

科学出版社
北京

内 容 简 介

这是一本无需专业知识都能看得懂的书,是《豁达治疗》的大众普及版。这本书力求做到:第一,美观好看;第二,有趣有用;第三,能解决一些心理困扰和心理问题;第四,帮助保持健康愉悦的心态;第五,帮助缔造适意幸福、成功精彩的人生。

本书主要分享了:什么是进取豁达,怎么才能进取豁达,以及如何进取豁达地缔造美好人生。本作品以很多生动的故事与实例回答了上述问题,并阐述和讨论了进取与豁达之"度"的拿捏、动态平衡以及具体实施方法等。我们还创作了主题图像——飞翔的心,寓意"进取豁达":主体的心相对较小,却装得下蓝天、白云和大海——寓意人虽然渺小,但心却可以很豁达宽容;这颗豁达宽容之心有一双美丽、舒展而强有力的雪白翅膀——寓意锐意进取,这双翅膀不但可以让心放旷任运地自由飞翔,还可以带上它乐意带上的任何人放旷任运地自由飞翔——进取豁达! 这是本作品要表达的主题!

本作品希望通过各种可能达成的方式,让读者在轻松欣赏、享受的同时,有所感悟,拥有进取豁达的人格和气度,以帮助改变和调整命运,享受健康舒适、幸福快乐、恬静平和、优雅高贵、时尚年轻、成功精彩、美梦成真的人生!

图书在版编目(CIP)数据

进取豁达与人生 / 黄雪薇著 . —北京:科学出版社,2015. 11

ISBN 978-7-03-046266-4

Ⅰ.①进… Ⅱ.①黄 Ⅲ.①心理疾病-治疗 Ⅳ.①R395.2

中国版本图书馆 CIP 数据核字(2015)第 260067 号

责任编辑:刘 丹 王玉时 / 责任校对:何艳萍
责任印制:徐晓晨 / 封面设计:迷底书装
摄影:满丽嫦 何晓阳 欧阳顺源 / 插图:陆惠仪 庄文敏

科学出版社 出版
北京东黄城根北街 16 号
邮政编码:100717
http://www.sciencep.com

北京虎彩文化传播有限公司 印刷
科学出版社发行 各地新华书店经销

*

2015 年 11 月第 一 版 开本:890×1240 1/32
2018 年 6 月第二次印刷 印张:5 7/8 插页:8
字数:190 000

定价:39.00元
(如有印装质量问题,我社负责调换)

前　言

　　我的《豁达治疗》出版以后，朋友们都很赏脸，真的去看，然后告诉我说，有些地方有点儿"难啃"，是啊，那是学术类的书。于是，我决定出一本只要认识中文就能看得懂的书：《进取豁达与人生》，希望更多的人能分享我创立的"豁达治疗"。

　　做心理精神专业老师、医生的时间越长，就会被越来越多的人认识和求助，就越来越觉得写一本无需专业知识都能看得懂的书能帮助更多的人，这也是心理精神专业人士的使命。希望这本书能够达成以下愿望：第一，美观好看；第二，有趣有用；第三，能解决一些心理困扰和心理问题；第四，帮助保持健康愉悦的心态；第五，帮助缔造适意幸福、成功精彩的人生。

　　本书主要分享了：什么是进取豁达？怎么才能进取豁达？如何进取豁达地缔造美好人生？我以很多生动的故事与实例回答了上述问题。我还请文敏搜集素材创作了主题图像——飞翔的心，寓意"进取豁达"：主体的心相对较小，却装得下蓝天、白云和大海——寓意人虽然渺小，但心却可以很豁达宽容；这颗豁达宽容之心有一双美丽、舒展而强有力的雪白翅膀——寓意锐意进取，

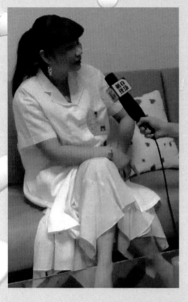

这双翅膀不但可以让心放旷任运地自由飞翔，还可以带上她乐意带上的任何人放旷任运地自由飞翔——进取豁达！

进取豁达是我的长期以来进行癌症心理研究、心理精神临床工作以及人生经历的感悟。人生最痛苦的境遇莫过于：很想好好活下去，但活不下去；可以好好活下去，但真的不想活下去。我的使命就是竭尽全力帮助这类人恢复愉悦的心情，我发现，进取豁达的心理行为是我完成使命的最好方法。

我认为，进取豁达是一种人格、一种能力，更是一种睿智、一种境界、一种气度！

我的人生可以说是曲折蹉跎的，没什么成就，如果一定要豁达地讲出自己的成功，就是无论遇到什么挫折困境，我都有能力让自己天天快乐！

人生其实就是甘如醇蜜、涩如黄连的感觉无休止地纠缠的过程，进取豁达可让甘如醇蜜的感觉更频密、更长久一些，让涩如黄连的感觉更稀疏、更短暂一些，或者只作为甜蜜的对比，让甜蜜显得更加甘醇，进取豁达还可让这两种感觉纠缠得更加美丽而深刻……

拥有进取豁达的人格和气度，可以帮助我们改变和调整命运，让我们享受健康舒适、幸福快乐、恬静平和、优雅高贵、时尚年轻、成功精彩、美梦成真的人生！

我是一个永远不放弃做美梦，并努力让美梦成真的人。但同时又希望享受云淡风轻、恬静如水的人生。我所经历的人生告诉我：只有进取豁达可以达成这样的目标。

出版本书是我实现的一个小小美梦，非常感谢广东药学院中青年骨干教师培养项目资助我达成了这个美梦，也许这个小小美梦可以帮助更多需要帮助的人，进而实现一个善良慈悲的大美梦！广东药学院是我的母校,我从 17 岁开始在这里读本科,并留校工作至今,她让我成为千百十培养人才,并资助我攻读博士学位,培养我成为了中青年骨干教师、三级岗位教授、主任医师,并奠定了向更高层次发展的基础。在母校,我成就了很多看似不可能实现的人生美梦! 感恩母校!

本书的很多灵感来自于我长期以来的科学研究,非常感恩获得了国家自然科学基金项目和广东省科技计划项目的立项与资助,让我的豁达治疗系列研究得以顺利进行,并取得了一些成绩。

非常感谢我的家人、朋友、同事、学生、病人……他们给了我无尽的灵感、温暖的支持……此作品里的摄影、插图、封面设计等都是他们帮我完成的,而我连续 7 届学生都做豁达治疗研究,他们为进取豁达理念与方法添砖加瓦。他们都是进取豁达之人,或者在逐渐成为进取豁达之人,他们让我的世界充满了温馨和快乐!

进取豁达让明媚的阳光、和煦的微风、温柔的雨露每天都温暖、轻抚、滋润我们的心田……

黄雪薇

2015 年 6 月 10 日

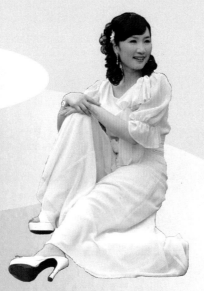

目　　录

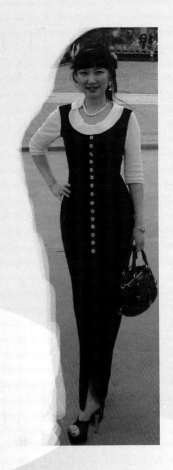

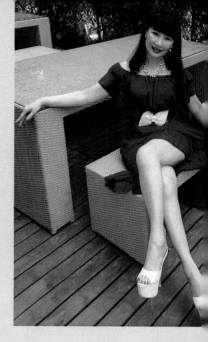

一、芸芸众生最根本的人性是生存与享受

1. 与生俱来的人性需求

生存与享受可以说是人类与生俱来的人性需求。

新生儿的心理活动尚未发育完善,他们的情绪很简单,只有自然平静、哭泣和无意识的笑,从他们哭泣的原因可以探讨到人类最基本的需求:饿了、尿湿了、身体不舒服了……他们就会哭,吃够了、舒服了、有人抱他们、爱抚他们,他们就满足了。

可见人性最基本的需求是满足生存、享受舒适与温暖,这是人类最需要的基本享受。

长到成年,我们的需求越来越多,越来越丰富多彩,然而,最根本的人性需求依然是生存与享受,只是享受更多元化了,其中最需要的享受则依然是舒适与温暖。只是舒适与温暖的定义更广泛了,包括了享受一些相悖的感觉,如身体可能感觉不够舒服或不够温暖,但心理上却感觉舒服和温暖,如在天寒地冻时脱下大衣给所爱的人取暖,自己身体觉得寒冷和不适,然而心里却感到非常舒服、温暖和愉悦。

人对"享受"和"舒适"的感受和定义,决定了其最重视的需要,进而决定了其对人生的选择,并构建了其人生轨迹。

我们翻阅媒体报道的贪官们的案例,分析发现他们对物质与精神层面的"舒服"和"快乐"定义为拥有强大的权利、用之不竭的钱财、三宫六院美色相伴。他们利用权利贪钱,又用钱换取更大的权利,无论男女贪官,几乎都离不开贪色,几乎都有多个情妇或情夫。正因为他们对权、财、色无节制的贪婪并感到这是最大的"舒适"需要,造就了他们从高官沦为

阶下囚的命运。

将"享受"定义为无休止地追求满足与自己的现实环境不符、与人类道德规范相悖的欲望，注定了人性走向贪婪，贪婪节制命运！

而有的人则兜兜转转，最后发现最"舒服"的享受就是简单、平淡、远离尘世。

2015年春，网上疯传"佛企老总舍百万年薪与妻离婚隐修终南山"的消息。据报道，记者采访主角——年届不惑的刘先生，他提到以前的生活说："我觉得生活就像永无止境的圆圈，追寻更好的工作、更好的车子……但最终不知要去哪儿。"采访时他隐居在终南山，每天可坐在蒲团上鸟瞰群山，环视苍穹，远观飞禽走兽，或坐禅沉思，或练字看书，或舒展腰腿。他描述自己在山上的生活：日出而作，日落而息。在山上自己做饭，水好饭香，一天只吃一顿，或面条或米饭，山泉水煮菜蔬，很好吃。作息是看着太阳，基本不看表。太阳出来就起床，活动一下筋骨，然后泡茶看书、诵经、叩拜。太阳到山顶了，就该吃饭了。天气好时，去山里其他地方走走；晚上一般九到十点就打坐，睡前艾灸后就上床。他穿灰色粗布长袍、长筒棉靴，自己种菜。他说："我做过一个公司的总经理，每天忙忙碌碌，特别地累。我和老板亦师亦友，后来我俩合伙开了个礼品公司，第一年纯利赚了500多万元。我以前基本上都是工作半年，然后玩半年，挣再多的钱也不够花。现在是有钱没处花。以前工资高，花销也大，可以说过的是'花天酒地'的生活；现在住山了，吃的米、面、油是山下带上来的，很多蔬菜都是自己种的，偶尔买些香菇之类，也花不了多少钱，有朋友上山也会带一些日用品。我以前的拍档、老板许先生，很照顾我，过年了我想给我妈表表心意，他就汇钱给我妈了。"现在简单安静、返璞归真的生活，就是他想要的生活。他说："我住山的初期，亲朋好友都不理解，认为我是'神经病'，现在都理解了，不少人还美慕我现在的生活。计划今年天气暖和了，把父母接到山上住一阵子，让他们感受一下终南山的薄雾晨霭和青山绿水。"

像刘先生这样彻底远离凡世、长时间隐居的人并不多见，现代不少"隐居者"选择每年一段时间，一般是一个月左右的时间远离烦嚣的城市，"上山隐居静修"，让自己体验不同的生活。持这种享受观的"隐居者"在人群中不算太多，大多数人认为凡夫俗子、普通人家，最重要的享受是自己和家人都健康、平安、稳定，其他的一切都不重要。

丽福是一位聪明、温柔、交际能力和组织能力都非常强的女性，中学、大学时代均是学生会主席。她一直认为人生最重要的享受是正常、健康、平安、稳定的生活，为了这些重要的享受，其他的一切都可以让路。她在适婚年龄结婚，一年后生了女儿，夫妻恩爱，家庭幸福美满。她并没有像她的同学们所预期的那样，按她的能力，起码可以成为小高官，然而她从不涉及官场，送座位也不坐，已年近半百，仍乐在其中地在某机关单位当主任科员。虽然不是官，但她工作认真负责，乐于助人，在单位人缘非常好，因此很受尊重。她把家庭和自己的生活安排得有滋有味，丰富多彩，虽然既不属于高官厚禄、人中龙凤，也不算大富大贵，但她感到自己没有什么遗憾，人们认为"幸福"的一切她都有了：越来越疼爱她的丈夫、聪明伶俐并已经自立的女儿、稳定舒适的工作、自己认为满意的收入。她感到很满足，她对自己的人生规划非常满意，一直认为自己很幸福，非常享受自己的人生。

丽福拥有幸福的家庭、舒适的工作，她的人生无疑是大多数人，特别是女性所希望要的完美人生。然而，也有一些人的享受观与众不同。

以《孔雀舞》红遍国内外的我国某著名舞蹈艺术家，视舞蹈为生命，舞蹈是她高于一切的享受，她可以为舞蹈牺牲一切而无怨无悔，传说她为了舞蹈终身不孕。

无数的事实证明了生存与享受是人类与生俱来的人性需求，人的个性、环境、经历等均会影响其享受观，而人的享受观决定了其人生轨迹。

2. 人性需求的层次

人的需求可以是无限的，但这些需求的重要性是不同的，毫无疑问，生存是人最重要、最基本的需求，生存不了，没有了生命，就谈不上其他需求了。那么，人最高层次的需求是什么？人本主义心理学家马斯洛提出是"自我实现"，我们认为，人类更高层次的需求，就是"美梦成真"！"自我实现"可理解为在现实环境允许的范围内，达到自身和环境条件允许的最好状态，最大限度地实现自我价值，实现理想，得到一些尽最大努力有可能得到的东西，相对比较实在，难度也不算非常大。而"美梦成真"的最高层次是实现一些在自身和环境条件下几乎不可能达到的状态，得到一些尽最大努力也难以得到的东西，相对比较梦幻，难度非常大。所谓"梦"，就是指至少稍微脱离现实了，而拥有美梦是人类独享的专利，无数的事实证明，很多人演绎和享受了"美梦成真"！

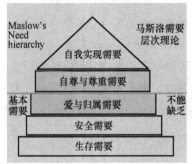

美丽成真——人类最高层次享受

马斯洛需要层次理论

美国著名的人本主义心理学家马斯洛提出了需要层次理论，把人类的需要分为五个层次（见左图）。这五种需要是相互联系的，一般情况下，当一种需要得到满足时，另一更高层次的需要就会出现。最基本的需要是生存需要，最高层次的需要是自我实现。

人性需求的每个层次又包含了不同的层次：如生存需要，最简单的是有阳光、空气、水分，吃得饱，穿得暖，有一个避免风吹雨打的藏身之处，这是最基本的生存需要层次；再高的层次是吃得好、穿得好、住得好，这是很多现代人所追求的层次，若这种"好"是合理、合法的，当然是我们鼓励的健康的层次；现实生活中，有的人追求的是吃、穿、住都比别人好，甚至比所有人好，这就有点儿偏离健康了，就如上述的贪官们。又如自尊与尊重层次，这本身已属于高层次的需要了，健康的层次是自己尊重自己，遵纪守法，所作所为符合道德规范，与人为善，尊重别人，同时也获得别人的尊重。不健康的表现包括：一、自负，自恃非常高，认为自己高人一等，处处营造自己高人一等的环境与氛围，甚至为此不惜设法压制别人，以不断获得崇高的地位与尊重；二、自卑，认为自己处处不如人。

人性需求的每个层次都包含了人性善、恶、自私等本性，人性决定和影响了人性需求。人天生的本性是什么？基本上有人性善、人性恶、人性无善无恶、人性既有善又有恶、人性自利等观点，人性天生是平等的，人性是可塑的，是随着人的成长而发展变化的。在发展的过程中，有"趋善性"、"趋恶性"等倾向，但人性自利却无论怎么变化都始终存在，只是个体发展到认为"善"还是"恶"，还是"无善无恶"，抑或"既善又恶"更符合个体"自利"的感受与标准。这里，"自利"是中性词，因为"自利"也可以是"善"的，尽管此词在人们心目中趋向于贬义。在我们的周围，有不少舍己救人的英雄事迹，这些英雄在救人时唯一的想法就是救人，他们已经将"善"与自己的灵魂和行为融为一体，他们认为救人就是对自己好（自利），就如人们经常说的"救人一命，胜造七级浮屠"！

让人性需求的每个层次都趋善，那么，人间就充满了温暖！

读《今晚经济周报》2014 年 5 月 9 日网上刊登的"专访全国劳模、天津市五一劳动奖章获得者程进祥：企业家要帮每位员工圆梦"，可以感受到主人翁实现了最高层次的人性需求，并在实现每一层次需求时均充满了人性的善良——"坦荡君子，仁者爱人"。他帮助员工一个一个层次地满足人性需求，期间他做了无私的奉献，他认为让员工成功是企业的责任，当员工们成功、圆梦时，他也获得了最大的成功、圆了最美丽的梦！

十八年来，程进祥带领三个市级特困企业的 2000 多名特困职工，在国有企业由计划经济向市场经济历史变革的特殊困境中，打拼出中国交通运输史的惊人创举。他百折不挠、勇往直前的拼搏精神，正是实现"中国梦"最好的诠释！

程进祥认为，企业掌门人必须要有责任感。当年，程进祥从市交通局临危受命，接任已连续亏损 8 年的天津市汽车运输场场长，面对当时经营管理混乱，人心涣散、连续拖欠在职和离退休职工工资的老国有专业运输企业。上任伊始，程进祥便把家搬进了单位，他白天深入基层搞调研，分析情况找原因；晚上，认真记录工作日志，倾听基层心声，迎难而上，当年就实现了扭亏打平。此后，程进祥做的第一件事是补齐全厂职工的欠发工资，按时拨付离退休人员的退休金，报销部分困难职工的医药费，解决场区全体职工冬季取暖和许多生活方面的问题。就连局里奖励给他的扭亏奖金也被他全部掏出来,发给职工们作为春节的"包饺子"钱。程进祥说,必须要让职工们感觉到日子有奔头,才能保证企业能在困境中平稳过渡。

程进祥的所作所为深深地打动了职工们,人心凝聚了、历史遗留问题解决了,但程进祥也意识到维持现有状态的最终结局必然是被不断发展的市场所淘汰。看着自己身后这两千多名老国企员工,程进祥感受到肩上那沉甸甸的历史责任。哪怕自己所面对的境况再艰难、再辛苦,也必须通过改革、创新、发展,带领企业彻底走出困境,绝不能让三个特困企业的在岗和要求上岗的国企员工下岗回家。当记者执意请他讲一讲自己追梦路上的人生体验时,程进祥沉默了几十秒钟后说道,若想以国家在天津建设的第一个公路主枢纽项目为契机,以国有老企业为主体打拼出一片天,若想要通过每一位交通人实现个人梦从而实现企业梦、国家梦,企业带头人心中必须要有强烈的使命感与责任感。

在深入调研后,程进祥带领员工自行设计和实施了一整套适用于国内国际市场的全新管理模式,探索创立了通过委托的形式,掌握企业的经营权并承担相应经营风险,进行有偿经营的"亿元资产托管经营法"。市政府研究室的调研报告认为:"在物流货运中心兼并、重组、扭亏、创业、壮大的'华丽转身'历程中,'亿元资产托管经营法'是一个特别值得关注和研究的亮点。"

"以人为本"是程进祥始终坚守的管理理念,在企业发展最艰难的时刻,他郑重对老国有企业职工承诺,决不放弃任一员工,决不让他们成为新的社会下岗人员。为了尽快提供更多的就业岗位,程进祥事事从长计议、亲力亲为。在建设天津市第一个交通公路主枢纽工程——大毕庄货运站(后更名为天津市物流货运中心)的过程中,他亲自规划、亲手设计、亲身组织、废寝忘食、不分昼夜、驻扎工地、现场指挥、查看质量、监督进度,确保工程保质保量按时完工。程进祥说,在追梦途中能保证最终顺利和谐圆梦,就必须要有掌控、改变、引领市场现状的真实本领。"天津交通公路货运系统历史形成的五十八家特困国有专业运输企业和十二万名特困职工中,极大地孕育着求生存、求变革、求发展和创新业、创大业、创伟业的积极性、主动性和自觉性。这种内在的自发性、自燃性和爆发力是推进天津交通历史华丽转身与繁荣发展、社会稳定、造福员工的强大力量，我们必须乘时借力、顺势而为、快速发展。"

记者问程进祥，漫长追梦路布满荆棘，如何才能最终胜利圆梦？他说，关键在于追梦者敢不敢在万花筒般的多彩市场中摸石趟水、身先士卒，敢不敢真诚面对并做自我牺牲。"对任何国有企业而言，企业生产经营秩序和职工队伍稳定从来都是搞好生产经营的重要前提。对于兼并三个市级特困企业、拥有两千多名特困员工的物流货运中心这样有着沉重历史包袱的国有企业来说，领导者在担当国家和社会责任的同时，一定要把造福员工、提高员工收入作为一项大事常抓不懈。如果你身为领导者，真的带领员工走上了开创美好生活和实现个人梦想的幸福之路，那么你也就有了深厚的人心凝聚力。"

程进祥认为，"人"是企业发展创新的关键，而"和"则是基本保障。"铸造、融入与创新"是他对企业文化的高度提炼。他说，企业经营管理不仅需要智慧手段更需要温暖人情，为此，程进祥在解决落实全体职工生产生活福利待遇方面从来都是大手笔，每年投入的专项资金多达近千万元。如何关爱员工？他的秘诀就是倾尽全力。"我们把分配机制改革作为重点，经济技术指标考核实行末位淘汰制，干得好的职工年收入可达天津交通业最高水平。这就体现了企业的公平，让每一位员工都能有圆梦的机会。其次是要有良好的工作环境，关心职工生活是企业发展提高效益的落脚点。'以人为本'必须要落到实处，只要企业能做到的、能办到的、能解决的，必须千方百计予以解决。现在，员工上下班有班车接送，生产经营跑项目有业务专车，并为每个园区都建立了食堂、洗浴室、图书娱乐馆，创造一切条件解除职工的后顾之忧，为的是让每个员工在心情愉悦的生产经营中圆好自己的梦想。"

而在圆梦路上，令程进祥深有感触的是，追梦者一定要具备善于打碎噩梦、重塑好梦的信心勇气和实效招法。"无论是人的一生，还是企业的发展，都不可能是一帆风顺的。很多时候都需要追梦者迎难而上，有敢闯的劲头，有敢干的决心。这也是我们成功的保障。"

　　在采访的最后,记者问程进祥,您现在的"中国梦"是什么?他毫不犹豫地说:"让员工成功是企业的责任,我要让每位员工都有实现自己人生梦想的机会,从而让天津交通和全国物流大发展来助推中国经济赢遍全球。"程进祥在多年的实际工作中,始终坚持把每位员工的个人梦与企业梦有机结合到一起,通过凝聚产生动力,从而实现推动整体大发展。程进祥说,"如果你能够让每个员工都有想干事、干成事的信念,那么就能激励出他们对自身生命价值、市场中的人生价值、发展中的成功价值的强烈渴望,这才是一个企业真正的成功。"

3. 人性需求的发展与变化

　　人性需求的发展规律是从简单到复杂,从单一到多元化,从最基本的到最高层次的。最高层次的享受无疑是美梦成真了!

　　新生儿与婴儿的需求比较简单:吃、睡、舒服、有温暖环境、有爱抚即可。到了成人,人的需求多种多样、五花八门,随人的个性、环境、经历、获得的信息量等的不同而发展变化。不少人到了一定的年纪,需求回归到简单、朴实。下面这段话对不同年龄阶段的人性需求表达得生动而精辟。

　　20岁觉得漂亮真好,30岁觉得年轻真好,40岁觉得当官真好,50岁觉得有钱真好,60岁觉得悠闲真好,70岁觉得没病真好,80岁觉得活着真好。

　　人在盛年,十多岁至五十多岁的需求最多、最高,也最丰富多彩,这段期间是人生最进取的时期,容易出成绩,同时也容易犯错误。人因自己的人性需求而不断成长,人类社会也因为这些最根本的人性需求而不断进步。

　　人性与人性需求在人的一生中都在不断地调整和变化,这些调整和变化主要受自身学习、修炼、感悟的影响,也受周围环境的影响。下面是一篇名为"一个贪官的狱中自白"的文章,剖析了人性与人性需求的调整、变化,以及内在和外在的影响因素,他由"善"、"讲奉献"转变为"贪得无厌",入狱后又变得"人之将死,其言也善",他的经历也证实了人性需求决定了一个人的人生轨迹与命运。

我是一个人人痛恨的"贪官"。

写这句话的时候，我的心在抽搐！曾几何时，我还名车豪宅，前呼后拥，权倾四方，美女环绕！我也曾全国劳模，人大代表，重重光环，风光无限！如今踱步囚室，铁窗外夜空西沉，茫茫不见光亮；四壁间孑身被困，悠悠可知死期将至。"人之将死，其言也善"。如今我罪案累牍，万死尚不为过，独具人的躯壳，活尸般暂存于人间。既然此身别无它用，愿道出心中真情实感，以警策后人，作为临终对党教育多年的一份报答！

我受党教育、培养多年，原是一个事业心很强的人，不但根正苗红，而且很有上进心，在改革的浪潮中开拓创新，勇于进取。我也曾吃苦耐劳，埋头苦干，无私奉献，功劳卓著。从前多少的艰难困苦，我都以顽强的毅力挣扎过来了。

追忆往昔，痛心疾首，冷静思索，何以落到今天这步田地？

最根本的原因是自己失去了理想和信仰。理想和信仰的丧失，造成自身的"免疫力"下降，受社会诸多不良风气的影响，我渐渐迷失了自我。长期放松政治、理论的学习，放弃了世界观的改造，整天忙于具体业务，很少抽时间认真自查自省。开始追求安逸，争名逐利，贪图享受，私欲膨胀，被金钱、美色、权力所俘虏。从根本上忘掉了一个共产党员必须全心全意为人民服务的宗旨，辜负了党组织对自己几十年的培养和教育。

权力太大！想当初我在任上，大小事我一人说了算，从来没人和我顶撞，当然，敢和我顶撞的人早被我拿掉了。我可以点石成金，呼风唤雨！大笔一挥，可比上亿资产，金口一开，能改变许多人的命运。我这样的人，尤如财神转世，想有所图的人怎么会不好好供奉？我得到区区几万钱财比路边拾起一块石头还要容易，因为捡起一块石头还需要弯下腰嘛。

约束太少！权力很大，可是有关约束权力的制度却好比"牛栏关猫"，大而无用。上级领导不闻不问，纪检书记是我下级，人大监督先天不足，新闻监督由我控制，群众监督形同无物。正是这没有约束的权力，使我越发恣意妄为，让我在错误的的泥潭中越陷越深！我整日坐名车，住豪宅，养情妇，出入大小场合，穿戴价值几万元的世界名牌服饰，可是从来没有听到哪怕一点点的批评或规劝。如果组织在我刚露出腐败苗头的时候及时制止、纠正，如果人大能及时"弹劾"我的过错，如果当地记者能像曝光克林顿一样监督我的私生活，如果群众能够及早将我告发，怎么也不会落到今天死刑的地步。

环境太差！官场权钱交易已是公开的秘密，自古做官掌权的手里缺钱才是新闻。须知我现在的职位是如何得来？那是我挖空心思挣来的，千辛万苦求来的，是我投了血本买来的。仅靠我自己微薄的工资收入，怎么可以维持一个官员家庭的正常开支？怎么和我的同僚们"礼尚往来"？怎么可以进一步彰显政绩，加官进爵？既然大家都在这么做，自己如果不做是假正经；自认为我尚且有这个数，比我官大的一定更多，而且我并无索取，都是主动送上门的，我还再三推托什么？扎根于腐败丛生的温床，岂能做到"出污泥而不染"？如果有良好的环境，如果在"刘青山、张子善"那年代，大家都严格守法、执法，借我个胆儿我也不敢犯这么大的案子。

诱惑太深！朋友，你经受过深夜送来一麻袋人民币的诱惑吗？你体会过身边美女如云的感觉吗？在那月黑风高夜、温柔富贵乡，诱惑已使我一败涂地！人都有七情六欲，都有物质需求，真正视金钱如粪土的圣洁之士能有几人？人们往往惊诧于腐败干部何以能前赴后继，层出不穷，其实这有什么奇怪的呢？一面是金钱和美女的巨大诱惑，一面是软弱无力的约束体制，高"利润"和"低风险"，引得无数干部铤而走险。

老婆太坏！我突然发现老婆正是害我的"祸首"！在我内心恐惧、犹豫不决的时候，老婆就以其十分浅短的"妇人之见"劝我行恶。如果有个好妻子的话，如果她及时提醒我，我不会落到这个地步。而我的老婆甚至在背后以我的名义大捞好处，其贪得无厌比我尤甚。她存了上百条名贵项链在家里，可是现在哪里还有脖子来戴呢？

朋友太奸！正所谓"无商不奸"，我不该交这些奸商们做朋友。作为党的一名干部，特别是领导干部，整天和商人老板，特别是那些怀着不可告人目的的不法商人在一起，他们千方百计、不择手段地向你进攻，一不小心就会掉进他们的泥坑之中。他们个个如狼似虎，腐蚀起官员来没有让你犹豫的余地。

人情太薄！在任时亲戚朋友频繁往来,这个要工程,那个揽项目,活活把我的办公室当成了财富批发部。如今大难临头,树倒猢狲散,别说替我分忧,不给你落井下石就算好样儿的。从前神鬼不知的一些事,如今都在检查人员的案宗里说得清楚。可叹,这世道人情!

写到这里,我更感到自己是一个受害者。我受了这世人的一大骗!我被妻子和朋友骗了,我被金钱和美女骗了,我还被自己骗了。

"死去元知万事空",我现在已不在意这人世间的是非得失。但回想自己这短暂而悲剧的一生,可叹来日要做那"刀下之鬼"!本是一颗很好的苗子,却因为没有善加修剪而长坏了,于是被连根拔起。先对其放任自流,后对其痛下杀手。我是党的一个不争气的儿子,给党抹了黑,可是,您也是一位过于溺爱的母亲!

我是一个书法家,如果组织给我一个宽大处理的机会,我愿放弃掉从前的一切浮华,去为人民写写字;或去做一个农民,认真去耕种自己的几亩薄田;或者情愿去做最危险的职业,比如挖地雷。我的女儿尚未成年,八十三岁的老父病倒在床,他们还需要我。

写到此处,我已涕泗横流。眼见东方渐白,又过了一个不眠之夜。

以此作结:"满纸荒唐言,一把辛酸泪。都说当官好,谁解其中味?"

此贪官将自己一步一步堕落为死囚的内外因素分析得很透彻,其中个人的内在因素显然是最重要的,在将死之前,他最渴望的是继续活着,只要能继续活着,他可以什么都不要。当奢侈浮华让他堕落为死囚后,他回到了人性最基本的需求。然而,也并非所有贪官都"人之将死,其言也善"。

某省副省长黄某在受到双规以后,面对义正词严审查他的纪委官员怒吼道:"你们以为我是贪官,关键问题,谁不是贪官,你们能说出一个我这个级别的不是贪官的吗? 全中国,我这级别的,有一个不是贪官的吗?中国不就是腐败提拔腐败,贪官查贪官,腐败分子反腐败吗?""我贪的也是有底线,明码标价,给多大钱办多大事,公平合理,总比那些拿了钱不办事的人强吧? 我主政德州期间虽说贪了一些,但是我也为德州的经济做出了贡献,我总比那些贪了钱不为百姓做事的强多了吧? 我贪污腐败可也没让老婆孩子移民国外转移资产,照样在山东生活,你们现在查到我了钱都上缴国库,国家一分钱没损失,倒了个手跑你们腰包里去了。""你们说我包养情妇,我是包养了,但是没有你们说的那么多,我包养了几个贫困大学生,她们的家人也跟着沾我的光脱贫了,住进了别墅,总比那些嫖宿幼女的畜生强百倍吧?"

　　人性并非一成不变,人性中善恶并存,在内在因素和外部条件的相互作用下,两者之间可以互相转化,其中内在因素起主导作用,外部条件起重要作用。弗洛伊德提出,每个人的人格均由本我、自我、超我构成,本我遵循"快乐原则",自我遵循"现实原则",超我遵循"理想原则"。善之所以能转化为恶,是因为人性本身就有恶的因素存在,而本我中"快乐"倾向于"恶",当本身不注意扬善抑恶,超我战胜不了本我,后天的环境因素与教育因素又有利于恶的生长时,恶就得到发展,善就受到限制,既然恶占了主导作用,善就会向恶转化。同理,恶之所以能转化为善,也是因为人性本身就有善的因素存在,本我中"快乐"倾向于"善",与超我的"理想"与高道德标准吻合,本身注重扬善抑恶,同时恶没有生存的条件和土壤,恶就遭到遏制,无法发展,而这时善的生存条件又很好,善就得到发展,于是恶就可以向善转化。这就是战国时期世硕等人说的:"善,养而致之则善长,恶,养而致之则恶长。"当今学者也提出了,在人性中同时具有"较善"和"较恶"两个部分,如果"较善"部分占优势的话,就能控制住"较恶"的部分,他就成为"自己的主人";如果他接受不良的教育,或者受坏人的熏染,以致"较恶"的一方占优势,"较善"一方逐渐缩小,那他就成为"自己的奴隶"。因此,通过加强人文道德教育与熏陶,营造良好的社会环境,培养个体善良、开朗、自信、坚毅、豁达的品行,对其人性的调整和转变有不容质疑的影响。现实中,同样的家庭环境中,同样的家庭教育下,培养出来的个体也可能千差万别,这就和个体善恶的内因有关,"出污泥而不染"的事例比比皆是。有的亿万富翁,靠自己的实力白手兴家,到腰缠万贯时则依然节俭朴素,完全不追求对身外之物的享受,却对做慈善从不吝啬,充满热情,行善积德是他们最快乐的享受!

　　据报道，美国 facebook 的创始人，马克·扎克伯格，赤手空拳白手起家，是全球最年轻的亿万富翁，同时也是最积极从事慈善事业的美国富豪之一，他是牙医和心理医生的儿子，自幼受到良好教育。10 岁时他得到了第一台电脑，从此把大把时间都花在了电脑上，成为电脑神童。

　　他虽然是一位 80 后，但是他的个人财富超过华人首富李嘉诚，在全球顶级亿万富豪榜 20 强中他年纪最小，仅 31 岁。在普通人眼中，1984 年出生的他，应该开什么车？很多人会说："那还用问吗？最少也要开辆法拉利、兰博基尼之类超跑，因为年轻又有钱。"但实际真是这样吗？

　　马克·扎克伯格，2004 年创业至今，带领着 facebook 一路高歌，目前 facebook 市值超过 2300 亿美元，其个人财富 334 亿美金，他日常出行开着一辆 1.6 万美金的本田飞度（16000 美元约合 99000 元人民币）。

　　美国很多家庭都不止一辆车，马克·扎克伯格也一样，大众高尔夫也是他的交通工具，在美国售价 18000 美金左右。

　　马克·扎克伯格最贵的座驾是讴歌 TSX，在美国的售价 3 万美金起。

　　马克·扎克伯格与太太普莉希拉·陈（Priscilla Chan，1985 年生，美籍华裔，祖籍江苏徐州）相恋 9 年多，2012 年 5 月结婚，可以说是全球最有钱的 80 后夫妻。但他们没有豪车，衣着朴素，平时出行非常低调，没有保镖与随从，生活节俭，也没绯闻。这些对于一位身价 334 亿美金的 80 后年轻人来说，实在难得！

　　而扎克伯格与妻子普莉希拉·陈是在哈佛一次排队上厕所时相识。据 facebook 的一位新闻发言人对外表示，扎克伯格亲自设计了结婚戒指，戒指上面"极简洁设计的红宝石"的设计风格就是扎克伯格的杰作。

　　和其身价比，扎克伯格的婚礼低调得近乎寒酸，根据网上公布的照片显示，经常穿连帽衫的扎克伯格在结婚当天着深色西装、黑色领带，领口敞开，与着白色婚纱的普莉希拉·陈携手穿过树荫。

　　扎克伯格在很多场合穿的是一件再简单不过的灰色短袖 T 恤，他解释说："我买了很多件一模一样的灰色短袖 T 恤，我想让我的生活尽可能变得简单，不用为做太多决定而费神。因为选择穿什么或者早餐吃什么这些小事都会耗费精力，我不想把精力浪费在这些事上，这样我才能把精力集中在更好地为社会服务这些重要的事情上。"他还说:"我真的很幸运,我每天早上醒来能帮助超过十亿的人。如果我把精力花在一些愚蠢、轻率的事情上,我会觉得我没有做好我的工作。"

网友慨叹:越有钱的人就越低调!

做慈善,马克·扎克伯格一点儿都不低调! 2013 年 9 月 23 日,他捐赠 1 亿美元,赞助新泽西州纽瓦克市修缮学校。这次捐赠创下美国年轻人慈善捐款纪录,似乎美国富豪都在比拼捐款,而不是个人的奢华生活。一次性捐赠 1 亿美元什么概念? 美国本土兰博基尼 Aventador 的标价为 387000 美元,可以买 258 辆! 如果一年换一辆可以开几辈子?

在"慈善记事社"于 2013 年 1 月 1 日公布的 2012 年全美国的 15 笔巨额慈善捐款中(共计 51 亿美元),扎克伯格的捐款仅次于排名第一的沃伦·巴菲特。

2014 年 2 月 10 日,马克·扎克伯格及其华裔妻子普莉希拉·陈登上美国《慈善纪事报》2013 年年度慈善排行榜榜首。

世间有不少像马克·扎克伯格一样以慈善作为"自利"的人,他们以"善"作为自己持之以恒的人性需求,简单生活而非奢侈浮华是他们对"舒适"的定义,他们让我们的贪官汗颜,让人间充满了温暖!

二、芸芸众生的人生规律是无法事事如意

1. 人生的常态就是无常

人生无常,从贫困潦倒到亿万富翁,又从亿万富翁到破产求职,这些不断轮回的真实故事在人世间并不少见。

1999 年,王先生不顾家人的反对辞职,携带 1 万元一路北上下海经商,成功赚到第一桶金。后来,他注册北京某服饰有限公司,发展高峰时期曾拥有 100 多家服装连锁店,一年流水达到数亿元。但后期由于市场和经营问题导致企业濒临破产,负债上千万。2013 年 3 月他登上天津卫视的《非你莫属》求职节目后"走红"。

在现实中我们可以观察到,有的人的人生跌宕起伏,有的人则较为平稳,这与他们的个性特征和人性需求有关,勇于冒险、不甘寂寞、需求高而多的人更易于拥有跌宕起伏的人生,就如王先生,但也活得更精彩。而生性稳妥、追求舒适的人相对更易于拥有较为平静的人生。而无论人生类型如何,心身健康是最重要的。

据报道,当年的 L 在娱乐圈属于当家花旦,她因出演多部影视作品而出名,曾被评价"靓绝五台山",貌若天仙,艳压同期的美女。后来因为年少轻狂屡次跟公司闹别扭,被雪藏多年,投资失败又破产,并传受到被强奸、两任男友均自杀等刺激,出现精神问题,因此再也回不了娱乐圈。如今的"一代美人"落魄潦倒,成为了首个向香港政府申请综援的艺人,每月靠 3700 元政府补贴度日。港媒经常拍到她捡破烂、伸手跟路人乞讨、到酒店拉客陪酒的场面,为了有口饭吃她还不惜在红灯区混吃混喝,任人动手动脚占尽便宜。时至今日,她已经满头白发、苍老不堪,一生经历,比

她演过的所有电影更加跌宕起伏,使她成一度成为香港娱乐圈最美丽的痛!

媒体对 L 的现状有诸多分析与推测,但其实她之所以落到如此惨状,最重要的原因是她患有精神障碍,有报道她患精神分裂症。精神疾病的发生与病人的先天素质、个性特征、社会环境因素均有密不可分的关系。一个人的人生无常至患重症精神疾病,则较难拥有正常人所推崇的完美人生。

罹患精神或身体疾病,确是人生最痛苦的“无常”。

2013 年,娟在丈夫的陪伴下,走上了《说出你的故事》,分享自己的故事。

娟 1985 年出生,和丈夫青梅竹马,结婚后,很甜蜜恩爱,2003 年生了个儿子。但是,生完孩子后,她发现脖子开始松弛,当时她以为是生孩子之后的正常反应,没有很在意,殊不知厄运已经降临到这个年轻妈妈身上,一年左右,她彻底变了,她的脸和脖子上的皮肤变得很松弛,像个七八十岁的老太太,她感觉自己一夜之间从 20 岁变成 80 多岁的老妇。

变成老妇模样后,娟撕掉了自己以前所有的照片。她和丈夫上街经常遭白眼,和丈夫买衣服时,服务员问:“给你儿子买衣服吧?”就连自己的亲生儿子也不敢认妈妈,娟去接儿子放学,被别人问及是否妈妈时,儿子没回答,“儿子周围一些同学的奶奶或者是妈妈都会把他当成我孙子”,娟说,“从那个时候起我再没去接过他”。自此,儿子也变得内向,躲着她。她也找不到工作。后来她接受不了,觉得拖累丈夫和儿子,曾经自杀两次,但丈夫不离不弃,挽救了她对生命的热爱。

娟的丈夫还曾经认为是自己照顾不周才使妻子得了这种“获得性皮肤松弛症”的怪病,据国内外文献记载,全球患这种病的人寥寥无几,国内仅有 1 例相似女性病例报道。

为了自己能再次拥有年轻的脸蛋,娟冒着巨大的风险接受整容手术。节目上的她已经做过一次手术,她表示,自己和丈夫有了第二个孩子,是个女孩。她是为了证明自己曾经的魅力和年轻外貌而选择了再次生育。虽然现在的她还是遭到很多白眼,但她表示很幸福,她有爱她的丈夫,也有自己的孩子,还找到了一份洗碗的工作。

而这十多年来,娟的丈夫小朱陪她度过了最艰难的心路历程,在所有人都以怪异的眼光看待娟时,依然义无反顾地守护她,在娟绝望无助的时候陪伴她,在娟自卑自艾的时候鼓励她。正是这位中国好丈夫,给娟痛苦绝望的生活带来了阳光和幸福。

当鲁豫问娟的丈夫小朱:"她漂亮、爱唱爱跳时你爱她,现在她容颜变了,也不爱唱爱跳了,你还是那么爱她?"小朱说:"是的,我们是一起长大的,她很关心、体贴我,离开她,我的良心过不去。"这是人性善良的魅力!这是纯真爱情的魅力!

若我白发苍苍,容颜迟暮,你会不会,依旧如此,牵我双手,倾世温柔?待我腰膝羸弱,褶皱沧桑,你愿不愿,依然在此,伴我身侧,尽燃终身?

有什么比一个20岁的年轻女孩在一年内青春容颜尽丧,变成80岁的老妪模样更让人难过?相信很多女性会说,我宁愿……也不愿失去青春容颜!但娟虽然失去了青春容颜,却收获了丈夫对她坚贞不渝的爱。

男人只有穷一次,才知道哪个女人最爱你。女人只有丑一次,才知道哪个男人不会离开你。人只有落魄一次,才知道谁最真谁最在乎你。陪伴,不是你有钱我才追随。珍惜,不是你漂亮我才关注。时间留下的,不是财富,不是美丽,是真诚。

这句话说得太好了!娟与丈夫的故事让我们相信世间真实地存在着诚挚的爱情,而我们能健康地活着,实在太幸福了!

人世间无常之事处处可见,生存受威胁、生病、丧失亲人、事业失败、穷困潦倒……佛家认为"诸行无常"也不无道理,宇宙间一切现象,都是此生彼灭,其间没有恒常的存在。任何现象都是无常的,刹那生又刹那灭。因此,禅师们主张和享受"野泉烟火白云间,坐饮香茶爱此山"、"醉卧白云闲作梦,不知何物是吾身"、"身与浮云处处闲"(灵一禅师)的闲情雅趣。

豁达是理解、接纳人生的无常,豁达的个性可以帮助我们有效抵挡和平安渡过让人唏嘘不已的人生无常和困境。

在经历了人生的无常与磨难后依然屹立不倒,并活得精彩、美丽的人可谓是真正的能人、强者！

秦怡被称为"中国演艺界最美丽的女人"，被美国男星奉为"崇拜的中国影星"、"最伟大的母亲"，她的美丽被众多媒体和后辈誉为"美人不迟暮"、"由内至外的美丽"，"跨越苦难、跨越世纪的美丽"！

秦怡的明星故事很传奇，家庭生活却有点悲凉，在光影交错的时光中，痛苦多于快乐，眼泪多于欢笑，委屈多于喜悦！

秦怡有两段婚姻，她17岁与第一任丈夫、当时的当红影星陈天国结婚，陈天国虽然戏演得好，但酗酒，喝多了，回家就对秦怡动武，秦怡生下女儿斐斐后，为了免受无端打骂，带着女儿住进了单身宿舍。后来陈天国有了外遇，这段维持了5年的婚姻宣告结束。秦怡不太愿意提这段婚姻，她表示当时是"被迫"的，自己"从未爱过那个人"。

秦怡的第二段婚姻开始于1947年，与比自己年长12岁、从八九岁就开始崇拜的、当时的"电影皇帝"金焰共谐连理，婚礼是体面的，由"神童"吴祖光一手操办，赴宴的都是名流，证婚人则是大名鼎鼎的郭沫若。婚后两人有过一段甜蜜的生活，生了个儿子金捷，为家庭增添了温馨气氛；夫妻俩又第一次也是生平唯一一次合作主演电影《失去的爱情》，片子拍得一般，只因有他俩的精彩表演还是吸引了众多观众。此后金焰却因性格倔强、不善交际并总对自己的角色添加个人想法等，找他拍电影的人越来越少，后来，他又被派去参加并不擅长的行政工作，他离"电影皇帝"的宝座越来越远，梦想与现实的落差让他郁郁寡欢。而秦怡的事业如日中天。经历了6年的甜蜜婚姻生活后，据说金焰有了外遇，秦怡质问他，他竟然不否认，秦怡无法接受，愤懑地表示了分手的态度，金焰沉默半晌后说："其实我心里只有你，如果你和我在一起感到不舒服，我可以搬出去，但我不会离婚。"为了丈夫的名声，秦怡并没有让金焰搬出去，他们依然生活在同一屋檐下，但36年的婚姻生活有30年是分居的。

1958年，金焰被派到西藏拍摄《暴风雨中的雏鹰》，由于天寒地冻、拍摄辛苦，靠喝酒暖身的金焰出现了胃出血，4年后不得不做了胃切除术，术中出现事故，术后只能卧床在家，无法上镜拍戏，"电影皇帝"就此与孤灯、病榻相伴一生。

1965 年，他们 16 岁的儿子被诊断为精神分裂症，从此，秦怡开始在工作与家里两个病号前疲于奔命。文革时，金焰、秦怡夫妻均受到冲击。

尽管如此，秦怡的演艺事业一直蒸蒸日上，《女篮 5 号》、《浪涛滚滚》、《青春之歌》、《铁道游击队》、《林则徐》、《倔强的女人》，即使 1976 年得了肠癌，她仍以顽强的毅力战胜病魔，主演了《征途》、《风浪》、《海外赤子》、《千里寻梦》等佳作。荣誉与掌声长相随，可感情上的失落感如浪涛汹涌。她为自己的婚恋深感痛心，向往的爱情已渐渐远去，难言的苦衷只能向银幕倾吐……

1983 年，秦怡在摄影棚里拍电影《雷雨》，她演的鲁妈与孙道临演的周朴园狭路相逢，爱与恨、情与仇一并在戏中爆发，她的表演得到满场喝彩声。此时金焰的病危通知也送到了她手中，还未来得及卸妆的她直奔医院，弥留之际的金焰已瘦成一把骨头，但眼神并未散乱，一下聚焦在妻子身上。秦怡与之对视，他俩已有几十年没这样交流过了，生离死别之刻才有这样的碰撞，是怜悯？痛楚？忏悔？还是祈求？说不清楚，唯有遗憾是共同的，为了弥补这种遗憾，秦怡力尽妻子的责任，精心护理金焰，十多天来，白天摄影棚里演鲁妈，夜晚病房床边伴丈夫，似有千言万语可是一句也无法诉说，"电影皇帝"只能双眼似睁似闭地凝视妻子，泪水沿着眼角渗出，秦怡帮他擦拭，金焰缓缓抚摸秦怡的手指，几十年的恩怨在那一瞬烟消云散。在金焰离开人间前的 31 个小时，秦怡一直站着照顾他。

可以说，秦怡的婚恋是不幸的，而患有精神疾病的儿子也让她操碎了心，儿子生活不能自理，起居饮食均由她照顾，她常说"儿子得了这种病，最痛苦的是他自己，最操心的是母亲，我必须加倍给他以真挚的爱"。直至 2007 年她的儿子去世，她整整照顾了儿子 43 年，拳拳母子情感动了无数人。

现在，年过九旬的秦怡依然活跃在舞台上，高贵典雅的美貌似乎并未遭到太多的侵蚀，可谓风华绝代！

秦怡自述的养生之道包括六个方面。第一，精神上永远乐观，这样就会始终充满青春的活力。第二，心态平衡是健康的基础，遇事要想得开；尤其是在磨难面前，否则就可能彻底被压垮。她生过 4 次大病，开过 7 次刀,1976 年得了肠癌,但她并没有被病魔压倒,成功地降伏了病魔,被选为"抗癌明星"。第三,饮食"三控制":60 岁以后,控制摄入的油量(选择橄榄油最健康)、盐量与食量。尽量吃得清淡,最多吃八分饱。饮食上,不挑食、不偏食,什么菜上市就吃什么,非常注意身体的排毒,预防便秘、减肥、防止皮肤老化。第四,要学会动中取静,秦怡的生活节奏一直很紧张,忙碌中她学会了动中取静,在紧张的活动之后,静坐下来画一朵花,添几片绿叶;做一段瑜伽静心动作;或是找来一本中外名著,读一段精彩章节,以求得动静协调。第五,持之以恒地坚持锻炼:平时靠散步与快走来锻炼身体,每天平均走上 5000 到 10000 步。第六,养成良好的卫生习惯,从年轻时开始就用冷水洗浴,提高皮肤功能和弹性。

秦怡精彩作品无数,2009 年获第 27 届中国电影金鸡奖终身成就奖、第七届中国十大女杰,2008 年获第 11 届上海国际电影节华语电影终身成就奖。

秦怡可谓一生坎坷:婚恋不幸、儿子精神病残、文革受冲击、多次患病并罹患癌症……她却创造了银幕的辉煌以及"美人不迟暮""由内至外的美丽""跨越苦难、跨越世纪的美丽"的神话!从她自述的养生之道及受采访时表示的"享受烦恼"不难看出,所有这一切都归功于她的不断进取和宽容豁达!

2. 痛苦皆因不如意

人生在世,一定会经历痛苦的感受,但有的人痛苦多些,有的少些;有的人评价自己一生痛苦,有的人认为自己一生快乐。为什么?因为每个人对人对事的看法不一样。

人与人之间的矛盾往往是因相互间无法满足对方的要求而出现的。

很多父母自认为自己是为子女好,用各种各样方法逼迫子女满足自己的要求,他们也许不曾客观地思考过:①这种做法是否真正为子女好?自己有没有错?也许这种做法其实是害了子女。②自己为何不相信子女?③子女的感受如何?如果这种父母不做反思而一意孤行,"为子女好"只是为了满足自己的控制欲所打的幌子。而作为子女,也需思考:①父母为什么不理解自己?②父母为何不相信自己?③父母的感受如何?这种家庭如果父母和子女都不豁达宽容,则矛盾丛生,天天口角,毫无幸福快乐可言。

筱姨是一个一心扑在家庭上的人,她做所有事的出发点都是为儿孙好,但她可以说一辈子几乎天天都在骂人、怨人中度过。年轻时认为家婆对其不好,与家婆家翁吵架,在丈夫面前抱怨,拿女儿当出气筒……在家婆家翁去世后逼迫女儿严格按照自己的要求行事、做家务,稍不合要求则长篇大论地大骂女儿……自己当了家婆后又认为儿媳对自己不好,与儿媳吵架,她在儿子面前抱怨……她对家人的要求很多、很严格,她认为自己的要求全都是为家人好,除了儿子和孙子,谁不合她的要求,她就会用最难听、最伤人、最恶毒的语言反反复复、长篇大论地骂人,每次骂人的时间短则十来二十分钟,长则一两个小时。她规定每天都必须有儿女陪伴她。她感到自己很不幸,很痛苦,她为家庭付出了一切,但没有人理解,她遇到不好的家婆、不好的儿媳、不好的女儿……

筱姨是一个可怜的人,"可怜之人必有可恶之处"。她的痛苦来源于企图以别人满足她的所有要求来换取自己的快乐,完全没有一丝豁达可言。

人与人相处,彼此的要求与期望、企图越少,相处得越和谐、越开心。

你认为别人是错的,别人在绝大多数情况下同样认为你是错的。你不满意别人,别人也不会对你满意。

尽可能放弃对别人的要求、期望与企图,要理解每个人的看法观点、行事方式、行为模式都不一样,没有人能百分之百满足另外一个人的要求,不要把自己的快乐建立在别人的顺从上,不要把自己的观点、喜好强加于人而造成别人的痛苦。常怀宽容豁达之心,就会减轻很多痛苦,增添很多快乐。

丹麦基督教思想家克伦凯郭尔曾经有警世三条:一、不要用自己的错误惩罚自己;二、不要用自己的错误惩罚别人;三、不要用别人的错误来惩罚自己。

　　著名哲学家康德有一句名言:发怒,是用别人的错误来惩罚自己。

　　美国生理学家做过一个简单的实验(艾尔马情绪生理实验):他把一支玻璃试管插在盛有零度水的容器里,然后收集人们在不同情绪状态下呼在水里的气体水溶液。人心平气和时呼出来的气体水溶液是澄清透明无杂质的;悲伤时水中有白色沉淀;悔恨时试管中有蛋白质沉淀;生气时试管中有紫色沉淀。当把人在生气时呼出的气体水溶液注射到大白鼠身上时,12分钟后大白鼠竟然死了。

　　实验很简单,结果却令人非常惊讶,人在生气时呼出的气体中的物质居然可以毒死一只大白鼠,由此可见生气时人体会产生一种毒素,这种毒素可以致大白鼠于死地,可想而知对人体健康的影响!生气伴有痛苦,痛苦就会生闷气,生闷气比发怒对人体的伤害有时会更重!情绪与身心健康有着明显的联系,这种联系主要通过中枢神经系统和外周生理机制达成,在情绪状态下,我们的呼吸、心血管、消化、内分泌、泌尿生殖、血液、皮肤等器官、系统均发生相应的变化。我们自己可以观察,当我们紧张、生气、愤怒、狂喜、惊恐时,身体发生什么变化? 我们的研究发现,很多癌症病人在患病前有"T型心理","T"是"Tumor",即"肿瘤"常导致病人压抑、痛苦、生闷气,并得不到排解。痛苦与生闷气皆因"看不开"——不豁达所致。

　　关于这个话题,还有一个故事很有意思。

　　有一天,佛陀在竹林精舍的时候,有一个婆罗门突然闯进来,因为同族的人都出家到佛陀这来,令他很不满。佛陀默默地听他的无理谩骂,等他稍微安静时,向他说:

　　"婆罗门啊,你的家偶尔也有访客吧!"

　　"当然有,你何必问此!"

　　"婆罗门啊,那个时候,偶尔你也会款待客人吧?"

　　"那是当然的了!"

　　"婆罗门啊,假如那个时候,访客不接受你的款待,那么,这些菜肴应该归于谁呢?"

　　"要是他不吃的话,那些菜肴只好再归于我!"

　　佛陀看着他，又说到："婆罗门啊，你今天在我的面前说了很多坏话，但是我并不接受它，所以你的无理谩骂，那是归于你的！婆罗门，如果我被谩骂，而再以恶语相向时，就有如主客一起用餐一样，因此我不接受这个菜肴。"

　　然后，佛陀为他说了以下的偈："对愤怒的人，以愤怒还牙，是一件不应该的事。对愤怒的人，不以愤怒还牙的人，将可得到两个胜利：知道他人的愤怒，而以正念镇静自己的人，不但能胜于自己，也能胜于他人。"

　　婆罗门经过这番教诲，出家佛陀门下，成为阿罗汉。

　　在不顺利甚至被冤枉、受到不公平待遇等不如意的境况下，能够做到不发怒、保持平和的情绪，睿智地处理、排解与宣泄，甚至可以幽默地对待痛苦，不让痛苦侵蚀自己，是一种生活智慧，是一种优雅的豁达！

3. 不豁达是痛苦的真正根源

　　人的一切烦恼、紧张、焦虑、恐惧、痛苦、抑郁，皆因无论是意识还是潜意识层面感到有人或事对自己不好、不利、不公平、不合理，或有丧失感、后悔感、无法得到、看不到希望的感觉，当这种感受被恰当地解决、平衡、理解、接纳、宽容、放下时，这些令人难受的感受就会消失。如果这些不良感觉持续时间长，难以改善，说明当事人不够豁达。

　　例如罹患癌症，给病人带来了丧失健康及步向痛苦和死亡的感受，因此病人出现紧张、焦虑、恐惧、抑郁甚至绝望等不良情绪，如果将来有一天，癌症可以根治、治疗过程不再痛苦，那么，病人的感受便会截然不同。然而，目前医学技术尚未达到上述理想，那么，学会解决、平衡、理解、接纳、包容发生在自己身上的不幸，对恢复平和愉悦的心情非常重要。

　　曾先生，工程师，受访时75岁，多次受到报纸、杂志的采访与报道。20年前他被确诊右肺肺癌，在中山大学肿瘤医院进行右上肺叶切除根治术，术后病理切片显示"腺癌Ⅱ级"；术后45天复发，转移到胸壁及纵隔，再次手术，术后进行了六个疗程的化疗，他身上的静脉都已瘀青，只剩下小指还可以扎针,当时医生预言他最多只能活三年。但他没有被癌症吓倒,反而把这作为自己人生的一个转机,他改变了自己内向的性格,戒除了不良的饮食习惯,持之以恒地运动,并独创了抗癌的舞蹈疗法。他受访时已在确诊癌症后存活二十年,75岁的他生活质量甚至比其他同龄人更好。二十年中,他读了500多本书,内容涉及哲学、社会学、医学、心理学、艺术、运动、摄影等等,还学会了舞蹈、摄影、书法、电脑等等。在谈到自己的抗癌经验时,他指出:要战胜癌症,重要的是要战胜自己,战胜自己的恐惧,战胜自己的软弱;战胜癌症要靠"五疗",即医疗、心疗、体疗、食疗和休疗;要完全康复,离不开医护人员、家庭及社会各方的关怀和支持;而强调最多的是良好的心态对癌症康复的重要性,其中豁达和轻松的心态最重要。谈到癌症对他生活的影响时,他感谢癌症,由于癌症,他重新认识了自己,把癌症作为重塑自己人生、开发潜能的转机,活出了精彩的人生。

他红光满面、神采奕奕,他得出一个结论,"癌症是可治的,而且治疗后癌症病人的生活质量可以很好"。他经常帮助开导其他癌症病人,强调"医疗"与"心疗"。他一直热衷于国际标准舞活动,1995年通过了国际标准舞国际级教师资格考证,获得英国国际舞蹈教师协会银牌证书,并曾在标准舞比赛中获奖。他心态非常年轻,觉得自己只是"中年人"。

曾先生的哥哥已经89岁,42年前被确诊为肠癌,术后一直生活得很好,现在他身体好、思维敏捷,在2003年还获得了美国华侨桥牌比赛第三名。

又如失恋,失恋一直是很多轻生者自杀的原因,为什么?他们认为自己失去了爱,无法再获得,而且想不明白为什么自己有此遭遇,感到自己遭受了不公平的待遇,无法接受现实,无法解决问题,看不到任何美好的东西,也看不到美好的未来。如果他们可以豁达对待,理解人和一切事物都是在不断地变化着的,世上发生的所有事情都有其合理性;相信明天一定会更好!一定还有机会遇到更适合自己的人!更何况,除了恋爱,人生还有许多美妙的东西值得去珍惜……他们就不会选择轻生。

有一个漂亮的女子,经过漫长的选择终于结婚了。没想到两年后她被男士抛弃,更不幸的是孩子也死了。

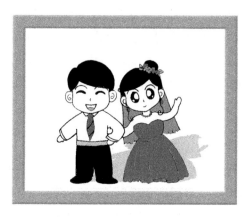
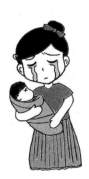

女子万念俱灰，就上了一个艄公的船，准备跳海自杀。

正当这时候，艄公问："姑娘，两年前你是啥样子？"女子自豪地说："两年前我是单身贵族，追求我的人很多，我既没有先生的拖累，又没有孩子的烦恼。现在悲惨了，我既没先生，又没孩子。"艄公又说道："两年前你没有先生，现在你也没有；两年前你没有孩子，现在也没有，你和两年前一样漂亮，有啥想不开的？从头再来。"

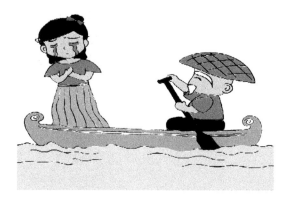

故事摘自《生活禅》

这个故事可以让我们在以下两个方面得到启迪：

第一，豁达乐观地看待得失，珍惜生命。

"得"是相对于"失"而存在的，世界上如果没有了"失"，就不存在

"得"了。"得"了，就有可能"失"去，"失"去了才有更多的空间"得"到，这是人生的一种常态，每个人都如此，我们应该理解接纳，豁达乐观地对待。

生命是人最珍贵、最需要善待的东西，她不可替代，无法重来。

豁达、宽容、乐观之人一定会珍惜生命。

第二，进取努力地解决问题。

失去了，只要睿智地继续努力，就有可能、有机会再得到。

失恋、失婚不要紧，"天涯何处无芳草"！我们千万不要"只见树木，不见森林"，森林里还有很多适合自己的美丽的树木。

我们还必须清楚，恋爱、婚姻、家庭虽然非常重要，但也只是人生的其中一部分，人生还有其他许许多多有意义的事，我们应该为自己的人生多建造几根坚实的支柱，这样才不容易倒下。

从本质上分析，正常人做事，一定有目的、有企求，这种企求常表现为"有所得"，只是对这种"所得"，每个人的看法不同，被外界的定义与评价也不同。就算是牺牲，个体也一定为了达到某一目的。因此，这种所得的终极表现是使自己的心灵得到安慰、安宁或欢愉。当心灵无法达到这种境界时，甚至被痛苦浸泡时，人就需要洗涤心灵。

首先让自己得到安宁，达到豁达的境界，如无门慧开禅师偈颂："春有百花秋有月，夏有凉风冬有雪，若无闲事挂心头，便是人间好时节。"渐渐地，丝丝欢愉会慢慢地弥漫渗透入心灵……

三、进取豁达能解决人生所有难题

1. 解决人生难题的方法概述

▶▶▶（1）建立解决问题的原则

纵观古今中外,回顾自己的人生经历,我们会发现:这个世界没有什么问题是解决不了的,若经历千辛万苦依然解决不了,那说明它是无须解决的,时间会帮助我们解决一切问题。某些问题在某段时间显得非常重要,可时间过后,它可能变得微不足道了。

天,永远塌不下来!

因此,我们应建立自己解决任何问题的原则:①尽最大的努力、穷最大的能量、以最强的信心、恒心和耐心解决问题。②灵活、多方法、多途径地解决问题。③懂得适时、睿智地放弃。

▶▶▶（2）针对问题本身的解决方法

1）创造与把握机会。

"毛遂自荐"是最好的创造机会的例子,毛遂既为自己创造机会成就事业,又为国家创造机会实现理想。

战国时,秦国军队包围了赵都邯郸。赵王派平原君去说服楚王与赵国结盟出兵,解救赵国。平原君打算从手下三千多门客中挑选二十人做随从,但挑来挑去只有十九人符合要求,正在着急时,有个名叫毛遂的门客自我推荐说:"让我去吧!"平原君笑笑:"有本事的人,随便到哪里,都好像锥子放在布袋中,一定会露出尖锋来。可你来了三年,没人说起你的大名，可见没有什么才能啊。"毛遂说："我如果早被放在布袋里，早就会脱颖而出，何止露出一点尖锋呢！"平原君见他说的有理，便带毛遂等二十人来到了楚国。

平原君请楚王结盟出兵，从早晨谈到中午，还没有结果。十九个门客十分着急，但却没了主意。

毛遂按剑上前说："订盟的事，非利即害，非害即利，无非利害二字而已，这样明白为何现在还不决定！"楚王大怒，斥道："我与你主人说话，你来干什么？还不与我退下！"

哪知毛遂不但没有退下，反而又上前几步说："现在大王的性命掌握在我手上，你的十万兵马都没有用了！"楚王自知理亏，又怕毛遂真的动武，一时无言对答。毛遂继续紧逼说："其实，楚国有五千里辽阔的土地，几十万雄师，这么强大的国家，为什么要害怕秦国呢？大王不同意楚赵联盟，难道要等秦国逐个击破，坐以待毙吗？"楚王听了连连点头，答应与赵国订盟，出兵解赵国之围。

显然，创造机会的基础是有智慧、有实力、有勇气，还要与时机、时间配合，缺一不可。

美国鼎鼎有名的女律师詹妮芙·帕克小姐曾被自己的同行——老资格的律师马格雷先生愚弄过一次，但是，恰恰是这次愚弄使詹妮芙小姐名扬全美国。

事情是这样的：一位名叫康妮的小姐被美国"全国汽车公司"制造的一辆卡车撞倒，司机踩了刹车，但是卡车依旧把康妮小姐卷入车下，导致康妮小姐被迫截去了四肢，骨盆也被碾碎。但关键是康妮小姐说不清楚究竟是自己在冰上滑倒掉入车下，还是被卡车卷入车下的。"全国汽车公司"的代表律师马格雷先生则巧妙地利用了各种证据，推翻了当时几名目击者的证词，康妮小姐因此败诉。

绝望的康妮小姐向詹妮芙·帕克小姐求援。詹妮芙通过调查掌握了该汽车公司的产品近5年来的15次车祸——原因完全相同，该汽车的制动系统有问题。急刹车时，车子后部会打转，把受害者卷入车底。詹妮芙对马格雷说："卡车制动装置有问题，你隐瞒了它。我希望汽车公司拿出

200万美元来给那位姑娘，否则，我们将会提出控告。"老奸巨猾的马格雷回答道："好吧，不过，我明天要去伦敦，一个星期后回来，届时我们研究一下，做出适当安排。"一个星期后，马格雷却没有露面。詹妮芙感到自己是上当了，但又不知道为什么上当，她的目光扫到了日历上——詹妮芙恍然大悟，诉讼时效已经到期了。詹妮芙怒冲冲地给马格雷打了个电话，马格雷在电话中得意洋洋地放声大笑："小姐，诉讼时效今天过期了！希望你下一次变得聪明些！"詹妮芙几乎给气疯了，她问秘书："准备好这份案卷要多少时间？"秘书回答："需要三四个小时。现在是下午一点钟，即使我们用最快的速度草拟好文件，再找到一家律师事务所，由他们草拟出一份新文件，交到法院，那也来不及了。""时间！时间！该死的时间！"詹妮芙小姐在屋中团团转，突然，一道灵光在她的脑海中闪现——"全国汽车公司"在美国各地都有分公司，为什么不把起诉地点往西移呢？隔一个时区就差一个小时啊！位于太平洋上的夏威夷在西十区，与纽约时差整整5个小时！对，就在夏威夷起诉！

詹妮芙以雄辩的事实，催人泪下的语言，使陪审团的成员们大为感动，从而为她赢得了至关重要的几个小时。陪审团一致裁决：康妮小姐胜诉，"全国汽车公司"赔偿康妮小姐600万美元损失费！

像这个故事一样，要创造解决问题的方法非常困难，但只要有雄厚的专业知识、常识与能力作为基础，并努力不懈、全方位、聪明灵活地思考，临危不乱，方法总是有的。遇到了难题，找方法，而不是找借口，不断进取，就能解决！其实，很多事情，因为你觉得难，所以它就变得很难，态度决定一切！对问题的看法比问题本身重要！任何问题都是有办法解决的，办法一定比难点多，而办法都是人想出来的。拥有这样的心态，在以后的人生中，面对上天给我们的考验，我们将一定能交上一份满意的答卷！

一个大二的女孩子喜欢上一个师兄，但又羞于表白，于是，她决定为自己创造机会。她与师兄在同一课室里晚自修，发现师兄下楼时，她马上从相对的楼梯下楼，每次他们都可以"邂逅"，师兄觉得怎么与此师妹缘分这么好，渐生情愫，俩人自然而然地谈起了恋爱。

这个女孩子非常聪明而巧妙地为自己创造与心仪之人浪漫缘分的机会,让心仪之人自然而然地爱上自己,为自己的人生添上了精彩而美丽的一笔!

在人的一生中,果断坚定,把握机会,就有可能更多地品尝到成功的欢乐;犹犹豫豫,思前想后,就可能错过很多机会,甚至留下永远的遗憾。

布里丹的驴子肚子饿得咕咕叫,于是它到处寻找吃的东西。布里丹的驴子真幸运,很快发现左边和右边都有一堆草可吃。它到了左边那堆草边,可审视一番后觉得没有右边那堆草多,所以饿着肚子跑到右边去吃。到了右边以后又发现没有左边那堆草的颜色青。想想,还是回到左边去吧。就这样,一会儿考虑数量,一会儿考虑质量,一会儿分析颜色,一会儿分析新鲜度,犹犹豫豫、来来回回。这只可怜的驴子,最后饿死在途中。

"力拔山兮气盖世"的项羽,英雄一世,竟因鸿门宴上优柔寡断,犹豫不决,放走了刘邦,最终落得个"四面楚歌"的悲剧下场。

错失良机,有可能为自己创造悲剧,悔恨一生。

相反,陶渊明是果断的,也正由于他的果断抉择,他享受了悠然自在、恬淡洒脱的幸福人生。

他"少无世俗运,性本爱丘山",不肯为五斗米折腰。他觉得做官非常痛苦,便毅然"归园田居","采菊东篱下,悠然见南山",果断地选择了自己的归宿。

果断地把握机会,就有可能创造辉煌的成就、精彩的人生!

世界酒店大王希尔顿,早年追随掘金热潮到丹佛掘金,他没有别人幸运,没有掘出一块金子。可当他失望地准备回家时,却得到了上天的另一种眷顾——他发现了一个比黄金还要珍贵的商机,并迅速地把握住了它。当别人都忙于掘金之时他却忙于建旅店,他很快成为了有钱人,为他日后在酒店业的成功奠定了基础。

2) 改变解决问题的方式。

有时候,难题会给我们带来意想不到的机遇与幸运!但前提是,我们必须聪明睿智地解决问题。

在新墨西哥州的高原地区，有一位靠种植苹果谋生致富的园主。这年夏天，一场冰雹把已长得七八成熟的苹果打得遍体鳞伤、坑坑洼洼，令丰收在望的园主心痛不已。

园主不甘心就这样失去一年的收成，他冥思苦想怎么才能把这些伤痕累累的苹果成功地推销出去。大约又过了一个月的时间，这些苹果的"伤口"渐渐愈合，也都成熟了，但变得面目全非，一个个像雕琢过的"工艺品"。园主随手摘下一个满身疤痕的苹果一尝，意外地发现这些被冰雹打过的苹果竟然变得清脆异常、酸甜可口。这时，园主的心情一下子变得豁然开朗。他决定换个说法和卖法。他在发给每一个客户的订单上清楚无误地写道："今年的苹果终于有了高原地区的特有标志——冰雹打过的明显痕迹。这些苹果不光从外表上，而且从口味上更加体现了高原苹果的独特风味，实属难得的佳品。数量有限，欲购从速……"

于是，人们纷纷前来欣赏和品尝这种具有"高原特征"的苹果，苹果很快销售一空。

遇到难题时，抛开习惯思维，善于在缺点中寻找闪光之处，将劣势变成优势，准确而巧妙地展现独特的魅力，将会获得比常规情况下更大的收获！

豁达的发散思维，就如我们学数学时用多种方法解决难题一样，像握着解决问题的万能钥匙，处处可发现成功的契机。

一家鞋业公司要开拓市场，派了甲进行市场调研。

甲来到这里后，看见人们都赤着脚，很是奇怪。他找到一位妇女介绍他们的产品，妇女不屑一顾地说："真好笑，我们这里从来不穿鞋。别费力气了！"甲听后，非常失望，赶忙打电话给公司总部，说这里的人根本不穿鞋，无法开拓市场。然后，甲就离开了这里。

后来，公司派乙再到该地调研。乙来到这里后，面对的是同样的问题，但他并没有打退堂鼓，而是接受了这次严峻的挑战。乙是这样想的，这里以前没有人穿鞋，并不代表他们以后不穿鞋，如果能说服他们，那么市场将会无法估量。于是在遭到同样的嘲弄之后，乙对一位妇女说："你先试试穿上这双鞋，走几步，看看是不是比不穿鞋要舒服一些呢？"妇女照着他的意思做了,感觉确实舒服了很多。有了这一次成功的尝试后,乙得到总部的支持,在这个地方举行了一次营销活动。他找来两批人,第一批人穿上他们的鞋子,第二批人不穿他们的鞋子,然后两批人进行登山比赛。结果可想而知,第一批人由于穿了鞋子无所畏惧,很快登上了山顶。第二批人由于老是担心脚下的荆棘戳到他们的脚,所以登得很慢。接下来,他们又进行了跑步和竞走比赛,都是穿了鞋子的这一批人取得了胜利。由于事先邀请了媒体来报道,这个地方的人一下子都知道了穿鞋子的好处,从总部运过来的第一批货很快被当地人一抢而空。

甲回到总部后,被公司辞掉,而乙因为不惧挑战,成功地开拓了新的市场,不但被正式录用了,还破格升了职。

解决问题一定不能固步自封,要有成功的信心和决心,还要不断调整和改变解决问题的方式方法,人生是在不断解决问题的过程中不断前进的。

3) 积累各种资源。

解决任何人生难题或人生中碰到的任何问题,都需要资源,包括自身能力的资源,如强大的心理与生理能力、专业知识与技能、广博丰富的常识等;客观环境资源,如可利用的适宜的自然环境、合适的工具等;社会环境资源,如所处的社会环境、人脉资源等。

有关自身能力与客观环境资源方面,"毛遂自荐"和美国鼎鼎有名的女律师詹妮芙·帕克小姐的故事已经可以充分证实,而下面的寓言故事则阐述了人脉资源的重要性。

在一个阳光灿烂的午后,一只兔子从他的洞里出来享受大好天气。天气好得让他失去警觉,一只狐狸尾随其后,抓住了他。"我要把你当午餐吃掉!"狐狸说。"慢着!"兔子答道。"你应该至少等个几天。""喔? 是吗? 为什么我要等?""嗯,我正在完成我的博士论文。""哈,那是个很蠢的理由。你的论文题目是什么?""我正在写《兔子比狐狸的优越性》。""你疯了吗? 我应该现在就把你吃了! 大家都知道狐狸总是比兔子强的。""根据我的研究,并不尽然。如果你想的话,你可以来我洞里,自己读它。如果你不能被说服,你可以把我当午餐吃了。""你真的疯了!"但狐狸很好奇,而且读读论文也不会损失什么,就跟兔子进去了。狐狸再也没有出来。

几天以后兔子又出来休息。一只狼从树丛中出来并准备吃他。"慢着!"兔子叫道,"你现在不能吃我。""为什么呢? 我毛绒绒的开胃菜。""我的论文《兔子比狐狸与狼的优越性》几乎要完成了。"狼笑得很厉害,以致于松开抓住兔子的手。"也许我不应该吃你。你的脑子真的有病,你可能有某种传染病。""你可以自己来读它。如果你不同意我的结论,你可以把我吃掉。"于是狼跟兔子进洞里去,再也没有出来。

又过了些日子,兔子终于完成了他的论文,出来在莴苣丛中庆祝。另一只兔子过来问他:"什么事? 你看起来很快乐。""是啊,我刚刚完成我的论文。""恭喜! 主题是?""《兔子比狐狸与狼的优越性》。""真的吗? 听起来不太对。""喔! 进来自己读。"于是他们一起进洞里去。

朋友看到的是一个典型的研究生的窝,一团乱,除了臭袜子还有几本读物,存放这部具争议性的论文的计算机在一个角落,在右边有一堆狐狸骨头,在左边有一堆狼的骨头,而在中间,一只巨大的狮子在打着饱嗝。

这个故事告诉我们:有时候,论文的题目并不重要。重要的是,谁是指导教授——背靠的资源。当我们整合和充分利用了我们的资源和潜在资源后,我们就变得比原来强大得多,也优越得多,可以轻松解决也许单靠我们自己的力量无法解决的问题,并能实现许多"不可能"的美梦!

4) 培养解决问题的信心、恒心、耐心。

人生中我们会碰到很多问题,在短期内无论如何解决不了,这个时候,我们就要有信心、恒心和耐心了。

席维斯·史泰龙是好莱坞动作巨星,他曾被选为全球100大电影明星之一,并名列最顶尖的20名动作巨星之列。但他同样有着坎坷的奋斗史。

史泰龙从小生活不幸,父亲每次赌博输钱之后就打他的母亲,打完母亲后再打他,母亲喝醉后也时常拿他出气。当他渐渐长大后,发现整个街区的大多数孩子,都和他有着同样的经历,他们都有个赌徒父亲或酒鬼母亲,他们天天生活在拳打脚踢中。高中时,史泰龙辍学了,开始在街头游荡,接受行人轻蔑、不屑的眼光。史泰龙心里很是沮丧,他不止一次地问自己:"我要这样下去吗? 我要成为和父母一样的人吗?"经过长时间的思索后,史泰龙决定去当演员,他不想成为赌徒、酒鬼或是混混。他想,当演员不需要学历,也不需要资本,自己可以试试,也许是一条出路。怀抱希望的史泰龙来到好莱坞,找明星,找导演,找制片人,找一切可能使他成为演员的人,恳求他们给他一个机会,但他一次又一次地被拒绝了。为了维持生活,史泰龙便在好莱坞打工,干些笨重的零活。两年的时间一晃而过,史泰龙遭到了 1000 多次拒绝。面对一次次的拒绝,他不断鼓励自己:"不要紧,也许下一次就行,再下一次就会成功的。"史泰龙知道,失败一定是有原因的,每被拒绝一次,他就认真反省、检讨、学习一次,然后再度出发,寻找新的机会。史泰龙也尝试写剧本,希望剧本被导演看中后,能实现他当演员的梦想。一年后,剧本写了出来,但没一个人欣赏。史泰龙再一次对自己说:"不要紧,也许下一次就行。"在遭到 1500 多次拒绝后,一位曾拒绝了他 20 多次的导演对他说:"我不知道你能不能演好,但你的坚持让我感动,我可以给你一个机会,把你的剧本改成电视连续剧。不过,先只拍一集,你当男主角,看看效果再说。如果效果不好,你就放弃当演员这个念头吧。"史泰龙的表现让导演非常满意。从此以后,史泰龙连续出演的几部影片都十分卖座,逐渐奠定了他巨星的地位。在鼎盛时期,史泰龙的片酬每部高达 2000 万美金。

关于史泰龙,他的健身教练曾经做出这样的评价:"史泰龙做任何一件事都百分之百地投入,他的意志、恒心与持久力都令人惊叹。他是一个行动家,他从来不呆坐着等待事情发生,他会主动令事情发生。"

史泰龙一直怀着自信,不断地被拒绝并没有把他的自信消磨殆尽,他豁达地面对每一次失败,从不气馁,分析原因,不断调整和提高,他相信自己在不断进步。因此,他敢于不厌其烦地不断找曾拒绝过自己的人,持之以恒,耐得住辛苦和打击,不屈不挠,不断进取,终于实现美梦!

在人生道路上解决各种各样的问题,信心里也包含了勇气。

一家公司招聘一名赛车手,月薪 10 万,外加小费 5 万,保险 180 万,而这家公司有一个奇怪的条件:只收新手。好多人为了丰厚的待遇而蠢蠢欲动,当身临考场时,却又一个个选择了放弃,原来考试是在悬崖上举行的,两个悬崖相隔10米,选手只要开车从悬崖的一边飞向另一边,便可被公司录用。但这么危险的运动足以使人丧命,所以这家公司招收了好久都无人报名。几天后,一个衣着简陋的青年来应聘,老板带着他看了考场后,问他怕不怕,青年回答不怕,老板又问:"如果不幸丧命了怎么办?"青年微微一笑,说:"我有足够的勇气伴我过去。"当青年正准备踏上赛车时,老板拦住了他:"恭喜你,你已经被本公司录用了,你将得到与承诺相同的报酬。"看着一脸惊讶的青年,老板又解释到:"我们公司少一个需要足够勇气的职员,我设计了这场考试,只有你一个人通过了,所以你被聘用了。"

有信心才会有勇气,有了勇气则增强了信心,有了信心还要坚持,有恒心、有耐心,就如辛弃疾诗中所写的:"大雪压青松,青松挺且直。要知松高洁,待到雪化时。"

有时候,世界上的事情会是这样的,当你循着一个目标不顾一切地苦苦追求时,它却总是离你那么遥远;当你已筋疲力尽,准备放弃时,命运之神却对你回眸一笑。

5)适时地调整与改变目标,并学会睿智地放弃。

作为人类的我们,不得不承认,有一些目标有可能是永远无法达到的,而有些目标原来是可能达到的,但由于各种环境条件的改变而再也无法实现了,就如同雄鹰可以矫健地在长空中飞翔,然而它永远无法如小鱼般在海里自在地畅游,而海枯后鱼儿就无法继续生存一样。这时,我们就要睿智地调整与改变目标,甚至放弃,否则将一事无成,或造成难以弥补的遗憾。

19世纪美国著名的作家马克·吐温写了很多文章。看到自己的作品出版后被读者抢购一空,他萌生了发财的念头。他心想与其让这些出版商、书贩子赚钱不如自己写书、自己出版、自己卖书。于是他给自己定了一个目标:两年内变成百万富翁。这个念头一出现他马上就付诸行动。这位大作家摇身一变,成了"产、供、销"一条龙的大书商。然而,还不到两年,由于自己不具备经商的技能和素质便债台高筑,难以维持下去。不仅书商没有做好,就连自己的"主业"写作也被荒废了。眼看着放在不同篮子里的鸡蛋一个一个被打碎了,马克·吐温果断放弃了书商的生意,回头专心致志地搞起了他的文学创作,一番努力终于取得了成功。

马克·吐温在回顾自己走过的路时说:"把鸡蛋放在一个篮子里,然后看好这个篮子。"

自己的作品是如此的畅销,让马克·吐温调整和改变了自己的人生目标,决心成为百万富翁,却又因自己没有经商的优势,陷入困境与危机。他果断放弃生意,重新调整人生目标,若非如此,他就无法成为美国著名的作家和演说家。

适时地调整与改变目标,很可能为成就事业提供了契机。

某天,正当查理打算关掉自己在曼哈顿金融街上的"地中海快餐店"时,一个司空见惯的现象触发了他的赚钱灵感——每当道·琼斯指数出现下跌时,附近的证券交易所就会跑出许多垂头丧气的男男女女,不约而同地踏进各家酒吧,借酒消愁。然而,其中有很多人喝完酒后,却因囊中羞涩而难以当场付钱,因此常常闹得不愉快。

目睹这一切,查理决定改弦易辙,将"地中海快餐店"更名为"地中海赊账酒吧"。查理在酒吧间里装上了与股市联网的大屏幕电视机,以便随时掌握当日的道指动态。只要当日的道·琼斯工业指数每下跌 1 点,该酒吧就允许顾客赊欠 50 美分的酒账,也就是下限金额;如果该股指下跌了 100 点,那么顾客就可以赊欠 50 美元,这是上限金额。不过,所赊欠的金额要求在 3 个月内予以支付。

查理只需将他们每个人的身份证号码、电话号码、所赊的酒品数量和金额,以及各自所定下的结账日期等输入电脑即可。自此,"地中海赊账酒吧"天天顾客盈门,平均每天营业额达到了近万美元。

在人生旅途里,我们往往是边前进,边遇到挫折、困难甚至打击、险境。我们努力去解决问题,不断地调整和改变目标,也适当地放弃某些原来的打算,逐渐为自己铺垫一条最适合自己的人生道路。

新东方学校创始人、现任新东方教育科技集团董事长兼总裁俞敏洪,一个来自农村的孩子,连续参加了 3 年高考,终于以高于录取线 7 分考上了北京大学英语专业,毕业后阴差阳错留校当了老师。

当时,出国是成功的标志,于是,他在妻子的敦促下,积极做一切留学美国的准备。为了出国,他从 1988 年到 1990 年挣扎、拼命了三年,终于,录取通知收到了,但以他当时做北大老师的收入,根本无法支付所需学费,为了圆梦,他在校外兼职挣外快,结果被北大处分,被迫辞职。

他为了生计,用一间破旧简陋的教室办起了英语培训机构,成为新东方学校的创始人。创业非常艰辛,他曾一边哭,一边撕心裂肺地喊:"我不干了,把学校关了!""干的事看不到希望!"

然而,活下来后,生命的冲动就是长大! 1993 年 11 月,"新东方"在北京西北角的一间平房诞生了。

1994 年,俞敏洪已经挣够了出国的学费,可以出国留学了。然而,他停下来往回看,"新东方"已经走了很长的路程,学生人数三年多来增加了几百倍,并且还有继续增加的趋势。他看着 2000 多个名字的学生名册,新东方在风雨中成长的艰苦历程浮现在眼前,真是舍不得啊!他终于做出了一生中最重大的一次决定:不出国了,留下了,继续干新东方!

他用自己留学失败换来的经验,圆了数不清的年轻学子的留学梦。

俞敏洪,现在成为一个响当当的名字!

▶▶▶(3) 针对心态和情绪的解决方法

人生有些难题,无论我们如何努力,也许真的无法解决。新东方学校创始人、现任新东方教育科技集团董事长兼总裁俞敏洪曾经在北京大学演讲。

他说:"我记得我们班五十个同学,刚好是二十五个男生、二十五个女生,我听到这个比例以后当时就非常的兴奋,我觉得大家就应该是一个配一个。没想到女生们都看上了那些外表英俊潇洒、风流倜傥的男生。像我这样外表不怎么样、内心充满丰富感情、未来有巨大发展潜力的,女生一般都看不上。"

俞敏洪笑言在北大没有一个女孩爱上过自己,自己是个失败者。他是无法改变这个已经发生的事实的,所以他用"外表不怎么样,内心充满丰富感情、未来有巨大发展潜力"来形容自己,这是一种幽默的让自己获得心理的平衡的自嘲,是一种睿智的针对心态和情绪来解决问题的有效方法。

有时候,我们在解决人生难题或达到某个希望成就的目标时,要学会"享受痛苦"。有一个非常有趣的寓言故事生动地说明了这个道理。

一位烧制陶器的工匠,用两块陶土,捏了两个泥娃娃。第一天晚上,他将一个泥娃娃放进火炉中,便去睡觉了。在梦中,工匠梦到这个泥娃娃伤心地哭了起来,于是他忍不住问道:"你为什么哭得那么伤心呢?"泥娃娃以泪洗面道:"被火烧好痛苦,我要热死了,求求你不要用火烧我。""可是你只要坚持一下,就可以变得更漂亮哦!"工匠鼓励道。"不行,我实在受不了啦!"说完这个泥娃娃又哭了起来,哭声非常凄凉。这时,工匠猛然从梦中惊醒,于是把泥娃娃取出来,放到一边。第二天,他把另外一个泥娃娃放进火炉后,又去睡觉了。晚上他也梦到了这个泥娃娃,但是这个泥娃娃没有哭泣,它只是将身子蜷缩起来,紧咬着牙关,汗如雨下。工匠感到很奇怪,于是问:"既然你觉得很难受,为什么不说出来呢?"泥娃娃说:"我的确很难受,但是我想变得漂亮,所以不想惊动你……"这天晚上,工匠睡得很香,一觉到天亮,当他再去看炉子的时候,泥娃娃已经变成了瓷娃娃。工匠给瓷娃娃上了一层彩釉,再勾勒出轮廓,顿时今非昔比。瓷娃娃被摆在商店的橱窗里,引来了很多顾客驻足观看。那个没有变成瓷器的泥娃娃被摆在一边,沾满了灰尘和蜘蛛网。工匠觉得可惜,于是也帮它上了一层彩釉,放在工作坊外面,供学徒制作瓷器时参考。这个泥娃娃每天风吹日晒,尝尽了酸甜苦辣,不禁感叹:当初我要是忍住疼痛,或许就会过得比现在更好。在关键时刻退缩了一次,竟然无法再掌握自己的命运,只好沦为命运的仆人,在这儿忍受着风吹日晒的生活。

针对心态和情绪的最重要的解决方法是:"拿得起,放得下"。

老和尚携小和尚游方,途遇一条河;见一女子正想过河,却又不敢过。老和尚便主动背该女子趟过了河,然后放下女子,与小和尚继续赶路。小和尚不禁一路嘀咕:师父怎么了?竟敢背一女子过河?一路走,一路想,最后终于忍不住了,说:师父,你犯戒了?怎么背了女人?师父道:我早已放下,你却还放不下!

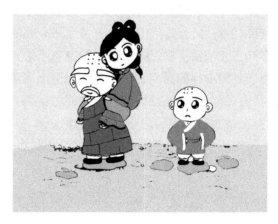

故事摘自《佛门大智慧》

这个故事给我们的启迪包括:

第一,豁达宽容地对待一切。

人为什么烦恼?为什么纠结?为什么痛苦?为什么难受?为什么压抑?因为放不下。

常言道:"君子坦荡荡,小人常戚戚。"人应该心胸宽广,豁达开朗,遇事拿得起、放得下,如四川峨眉山灵岩寺联所提:"开口便笑,笑古笑今,凡事付之一笑;大肚能容,容天容地,与己何所不容。"豁达、宽容、和善,就能永远保持健康愉悦的心态。

第二,进取努力地解决问题。

女子敢于让老和尚背过河、老和尚敢于背女子过河都是进取努力地解决问题的表现。我们也可以思考一下,还有什么方法能让女子顺利过河?

第三,分析与解决自己及周围发生的现实问题。

再想想,发生在自己身上或身边有没有类似过河女子、老和尚和小和尚的事情?自己是怎么解决的?这个故事和哲理能否帮助自己更好地解决问题,使自己生活得更愉悦?

2. 进取豁达能解决人生所有难题

人生也许有很多难题,而最难的莫过于与生死有关的问题,要不很想活下去,但客观上无法活下去,面临死亡,如罹患不治之症,如预后差的癌症;要不由于各种各样的原因自己感到不想活下去了。对于前者,进取豁达就是努力进取,不屈不挠地解决所有问题,当实在无法解决现实问题时,理解、接纳、宽容一切,让心灵安宁、恬淡,微笑着享受豁达的力量带来的愉悦;对于后者,只要进取豁达,所有难题都不会让人活不下去!

▶▶▶(1) 豁达的心胸、放松的状态是癌症长期存活、生活质量较高者的共同特点

目前,在全球范围内,"癌症"依然让人闻风丧胆,依然是"死亡"的预告,"极度痛苦"的开始。然而,一直以来,也确实有不少"癌症奇迹",有"被判死刑"而奇迹般痊愈的个案,也不乏确诊癌症经治疗后奇迹般健康快乐地"带癌生存"长达几十年的"癌症寿星",他们的经验是人类最宝贵的财富,很值得借鉴。我们通过十多年的研究发现,癌症长期存活、生活质量较高者的共同特点是有豁达的心胸、放松的状态。

癌症公认存活期短,疾病与治疗的共同特征都是痛苦,痛苦与死亡是患者最大的恐惧。确诊癌症后可以存活五年已被认为是"长期存活者",对于确诊时已属晚期的病人更是如此。我们对 199 例癌症长期存活、生活质量较高者分别进行了定性与定量研究发现,其共同特点是进行积极的治疗和拥有豁达的心胸、全心身放松的状态。下面是我们访问的两个真实案例。

钟先生于 1984 年被查出患有晚期肝癌,当时医生说他只能活几个月,有人劝他保守治疗或放弃治疗,但他不愿消极面对,而是在亲人、朋友、单位的支持下,用乐观、豁达的心态,勇敢地与癌症抗争,采取积极治疗,实施了手术、放疗,之后坚持配合中医中药、气功等方法,并结合饮食、

运动等,增强自己的体质,终于战胜了癌症,至今已存活31年。为了更多的癌症患者能够康复,钟老于1993年参与创办了广东省生命之光俱乐部,使许多癌症患者相互鼓励、相互帮助,创造了一个又一个生命奇迹;2003年又把自己收集的抗癌资料整理好,成立了个人防癌抗癌阅览室,供广大的癌症患者免费观看;并先后出版了抗癌文集《中外名人抗癌录》、《癌症病人奇闻趣事》和《生命之光文集》等。在谈到自己的抗癌经验时,钟老总结为:在战略上要有信心,战术上要细心;要多与同类患者尤其是癌症成功康复患者交流。他指出:癌症病人常常犯两个错误,要么整天阴沉消极,觉得自己完了,这是战略错误,没信心;要么盲目乐观,但不遵医嘱,不仔细规划自己的康复计划,这是战术错误,不细心;与同类癌症康复成功的患者交流,可以激发战胜癌症的勇气和信心。

65岁的红姨在17年前被确诊乳腺癌并有淋巴转移,做了手术并进行了三个疗程的化疗,6年前发现有肺转移,又做了手术,目前恢复良好,心身状态很好。她个性变得非常乐观、开朗,说:"马克思说不要我,所以我就要好好地活着。"

下图是红姨画的"舞者"。

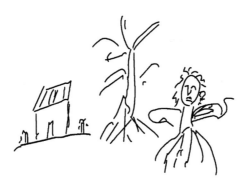

我们以面谈法访问了广东省生命之光俱乐部26名"癌症寿星",所有被访者被确诊癌症时均发现有转移,而治疗后正常生活了10年或以上,生存最长者为42年。其中乳腺癌8例,鼻咽癌7例,肺癌6例,肝癌3例,膀胱癌、卵巢癌各1例,年龄在52~75岁,平均年龄(62.23±10.03)岁,女性18人,男性8人,文化程度本科或以上2人,中专或高中22人,

初中2人。问题是："您认为对于患者,患癌症后什么是最重要的?"综合所有观点,整理成下列方面:

①一定要积极到正规医院进行专业的治疗,兼顾其他综合治疗。

②保持心情开朗以及心态乐观、豁达非常重要。不少人在得知癌症确诊时很平静,有的老者认为活到现在,自己其实已经赚了,多活一天就多开心一天;有的平静接受命运的安排;有的则认为一切都可能有转机。

③改变生活及行为方式。

④不要恐惧,意志坚强,相信一定能战胜癌症。

⑤中医中药治疗。

⑥饮食配合,保证营养。

⑦作息规律,保证休息。

⑧适当进行身体锻炼,如坚持散步等。

⑨适当参与社会活动和人际交往。

⑩多做自己感兴趣的事。

⑪亲人、朋友、同事及社会的关心、支持对康复有很大的帮助。

⑫参加群体抗癌及与同类患者交流使自己获益匪浅。

⑬自己已做努力后,万事随缘。

所有被访者认为,其中第一、二点是最为重要的。上述观点被癌症患者概括为"医、心、体、食、休"。

总结"癌症寿星"们的成功康复、恢复甚至提高生活质量的经验,包括:积极进取地进行规范的临床医学治疗,培养和保持豁达、轻松、乐观的心态,即"进取-豁达-放松"状态。

▶▶▶(2)改善不豁达的个性或不豁达的防御机制,对精神疾病和心身疾病的康复至关重要

精神疾病与心身疾病发生的其中一个重要因素可概括为:不豁达的个性;或由于不豁达的个性和采用不豁达的防御机制,无法应对心理应激和不良环境所致。

不少精神疾病与心身疾病患者在病前曾遭遇重大负性生活事件,如

丧失性事件:失恋、离婚、亲人离世、事业失败、失业、破产、经济损失等等;
又如挫折性事件:希望得到的东西得不到、无法得到自己深爱的人、学习
成绩差、升学不顺利、工作陷入困境、任务无法完成、就业困难、经济困难、
仕途不顺、家庭出现问题等等。慢性长期的不良处境,如家庭关系破裂、
人际关系紧张、长期经济困难及慢性躯体疾病等等也是精神疾病与心身
疾病的病因或在诱发因素范畴之内。

尽管有的精神疾病(重症,如精神分裂症等)预后较差,然而有的如
神经症、心境障碍等,预后相对还是较好的,而要让这些预后较好的精神
障碍不复发,患者个性特征与行为模式的改善是最重要的。治疗这些精
神障碍,药物治疗是治标,改善个性特征与行为模式是治本,如果神经症、
抑郁症等患者能养成和保持"进取-豁达-放松"的心态,他们将彻底
康复。

2012年6月至2013年3月我们应用个体游戏版电脑进取-豁达-放
松治疗对确诊为抑郁症的30名患者进行与住院常规治疗联合的心理治
疗,在治疗前后与配对的30名只进行住院常规治疗的患者进行心理、生
理、社会功能的比较。结果发现个体游戏版电脑进取-豁达-放松治疗能
有效改善抑郁症患者的临床症状,减轻不良情绪,消除紧张与疲劳状态;
在脑电波、皮电和皮温等方面的生理指标有所改善;社会功能也有所提
高。并能帮助患者培养"进取-豁达"的认知行为模式,达到放松、平和的
心态。从而让患者更好地应对和适应各类负性生活事件和心理刺激,实
现促进抑郁症的临床缓解,使临床疗效得以提升,以及有效预防复发的最
终目标。

心身疾病的康复不但需要躯体治疗,也需要培养和保持"进取-豁达-
放松"的心态,他们将可获得全心身的康复。如高血压患者,保持豁达-放
松的状态,他们有可能降低降压药的用量而仍保持血压的平稳,对于初
发、年轻患者、由于压力大或紧张所导致的高血压,培养和保持豁达-放松
的状态,大部分可以恢复正常血压。

2011年7月至2012年2月我们应用豁达-放松治疗对90例确诊为
高血压病的患者进行心理行为干预临床配对前瞻性研究,其中男性占

42.2%,女性占 57.8%;年龄分布:31～40、41～50、51～60 和 61～70 岁者分别占 6.7%、20%、40%、33.3%。研究取得了良好的效果:进行豁达-放松治疗后,患者的收缩压和舒张压均显著下降,心理、躯体、社会功能显著改善,心理应对能力和情绪稳定性显著提高,均有统计学意义,说明研究结果是科学的。该研究证实了心态豁达、放松、宽容、平和可以帮助高血压患者更好地康复。

▶▶▶(3)"进取-豁达-放松"是长寿的秘诀

自古以来,人们都希望能"长命百岁"、"长生不老"、"万寿无疆",我们来看看百岁老人们的长寿秘诀。

蔡洪光的《百岁秘诀》中记载了广西永福县的百岁老人们,他们生活自理,自食其力,不少还以百岁的高龄在田里干活或做其他工作,蔡老师对他们的百岁印象包括:

①百岁文化孝为先;

②爱干净,身上无异味;

③保暖最重要,夏天也穿长衣服;

④耳不聋,眼不蒙,记忆好,反应快;

⑤独立自理能力特别强;

⑥腰板挺直的老人身体最棒;

⑦爱干活的老人生命力最强;

⑧爱打牌、看报的老人脑袋最灵活;

⑨爱喝水的老人皮肤最细腻;

⑩老人有风度,家庭有温暖;

⑪百岁不吃辣,爱吃南瓜和地瓜;

⑫一生不熬夜,疲劳就休息;

⑬一生很少得病,自愈能力特别强。

百岁启示包括:

①以笑养神能长寿;

②知足常乐能长寿;

③保暖低耗能长寿；

④作息规律能长寿；

⑤经常捏手能长寿；

⑥经常走路能长寿；

⑦经常下蹲能长寿；

⑧刮痧拔罐能长寿；

⑨饮食清淡能长寿；

⑩长寿要有饥饿感；

⑪经受磨难能长寿；

⑫心怀感恩能长寿；

⑬和谐宽容能长寿。

我们从上面的"百岁印象"和"百岁启示"中可以领会到，长寿有高生活质量，需要心、身、环境等全方位的配合与保养。这些寿星们所居住的地方是山区，空气质量好，几乎没有污染，而且人烟稀少，大家都日出而作、日落而息，没有太多尘世的喧闹、烦嚣、名利之争；相对而言，整个小社会没有太多、太大的贫富悬殊，虽然并不富裕，但温饱不成问题，人与人之间没有太大的落差，境况比较类似，因此比较和谐、平和。从身体养生看，饮食清淡、作息规律、经常运动、保暖保洁、保持健康非常重要。而心理养生显然是最重要的，有了良好的心态，才能更好地保持身体健康，才能更好地享受并不富裕的平静寿星生活。举个最简单的例子，绝大多数百岁老人们每天安睡9～10小时，与很多现代都市人出现失眠问题形成鲜明的对比，为什么？百岁寿星们有豁达的心态，平和安静，因此拥有香甜的睡眠。上面提到百岁寿星们"以笑养神"、"知足常乐"、"经受磨难"、"心怀感恩"、"和谐宽容"，这些其实就是我们所定义的豁达的内容。

严女士被称为"上海滩最后的大小姐"，108岁（2013年时）仍用香水、穿高跟鞋，传为美谈。媒体介绍她"是第一个将小轿车开进校园的复旦校花，除了第一任丈夫早逝外，她的身家、履历、相貌、学历都是让人艳羡的。她是复旦大学的首届女生，是战乱时期的外交官夫人，是'民国外交第一人'顾维钧的晚年伴侣，是整个近现代史的见证人……"

1929 年 9 月 6 日，严女士与杨先生举行婚礼，千余人出席，成为媒体争相报道的对象。婚礼的照片在报纸刊登后，成为上海滩众多青年男女向往的风尚。一直到近一个世纪后的今天，这些照片仍然被引为旧上海时髦婚礼的佐证。

1938 年，杨先生赴菲律宾，以公使衔担任中国驻马尼拉总领事。1939 年初，严女士带着三个女儿来到马尼拉。作为总领事的夫人，严女士亲手设计并操办了总领事官邸的装潢。由她出任名誉主席的华侨妇女协会，发起了捐赠金饰、折复活节纸花的爱国募款活动，华侨妇女们走上菲律宾的大街小巷，向街坊、商店、工厂募款募药。此外，她们还为前线战士赶制了 100 万个急救医疗包。虽然辛苦，但能帮丈夫做一些事，能为祖国尽一点力，严女士形容这段日子"非常美好"。

然而，幸福是短暂的。1942 年 1 月 2 日，马尼拉沦陷，杨领事被日军拘禁，并于 4 月 17 日和七名外交官惨遭杀害。不过，直到 1945 年战争结束，严女士才知道丈夫遇害的消息。

面对命运骤变，这位从小就过着无忧无虑的富家生活、几乎没有吃过苦的上海滩名媛，却镇定地承受着一切。由于无法与丈夫取得联系，严女士觉得自己有责任照料好其他七位外交官的妻儿，当时这个大家庭共有近 40 个躲避战乱的亲朋好友。她们变卖珠宝，自己种菜、做鞋，还在院子里养起了鸡和猪，又学会了做酱油、肥皂。严女士始终保持着乐观的心态，钢琴是她唯一没有变卖的值钱物品，空闲时她常弹上一曲。

"妈妈精神很好，喜欢看书读报，打麻将，烤蛋糕，她特别喜欢交朋友……"严女士的二女儿告诉记者，严女士尽管已是百岁老人了，但思维依然清晰，每天坚持写日记，她已经在美国出版了一本 *My Story*，这本书的中文版也正在运作中。

令人称奇的是，108 岁的严女士，对于自己电话簿上常用的六七十个号码，几乎都能背下来。而几十年来，一直没变的生活习惯——穿高跟鞋、用香水。她的二女儿说："我们觉得她就是一个明星一样的人物。"

现在严女士的活动大多由女儿们来组织，"妈妈每个星期要打一次牌，从下午 3 点一直打到夜里 11 点多，精神很好，她吃得消"。

年逾百岁的严女士曾在自己的回忆录中谈到在马尼拉的这段日子，并感慨地说："现在回过来看，当时的我们确实非常勇敢。不知自己的丈夫生死如何，非常担忧我们的孩子，自己的命运也完全无法确定，但我们直面生活，勇往直前。"

很多人都很好奇严女士的养生之道。她曾俏皮地说了个秘诀："不锻炼，爱吃多少黄油就吃多少，不回首"，似乎与传统养生之道反其道而行之。

二女儿把母亲的长寿归结于其终生保持的乐观精神："母亲常说一句话，'事情本来有可能更糟呢'。"严女士一直想保留自己的牙齿、不戴假牙，有一次去医院检查回来，出租车出了事故，把老人家的牙撞掉了。女儿们知道以后都很沮丧，严女士却反过来安慰她们："我可幸运啦，要知道出租车本来可能会出更糟的事故。"老人的心态很年轻，精神也好，女儿们笑言："上帝把妈妈忘了！"

心身健康、生活长寿者的"长寿秘方"多种多样，甚至千奇百怪，如有的是坚持运动，有的竟是不运动！有的是健康清淡饮食，有的竟是从不节制饮食！但是有一点是共同的：就是他们都拥有豁达的心态！

3. 进取豁达能让人生健康、幸福、安宁

▶▶▶（1）进取豁达是快乐源泉

怎么才能快乐？发了工资、赚了钱，快乐；有了甜蜜的爱情，快乐；新生命诞生，快乐；升了官，快乐；受到欣赏、称赞，快乐；得到了喜欢的东西，快乐；功成名就，快乐；美梦成真，快乐……

这个世界有许许多多的人和事让人感到快乐，也有有许许多多的人和事让人感到烦恼甚至痛苦。

现在很多人都会讲："快乐并不是看你得到了多少，而是看你是否计较，计较得越少，快乐就越多。"这确实是金石良言，倘若每个人都可以将之付诸行动，真的会快乐永随。

然而，现实生活中，人们往往感受到很多烦恼、痛苦、不幸，"快乐永

随"者反而是少数。为什么？因为很难真正做到"不计较"。怎样才能做到"不计较"？豁达！

我们先看看下面的故事,思考"天堂"与"地狱"的根本区别在哪里。

一位一生行善无数的基督徒,他临终前有一位天使特地下凡来接引他上天堂。天使说:"大善人,由于你一生行善,成就很大的功德,因此在你临终前我可以答应你实现一个你最想实现的愿望。"

大善人说:"谢谢你这么仁慈,我一生当中最大的遗憾就是:我信奉主一生,却从来没见过天堂与地狱究竟长得什么样子？在我死之前,您可不可以带我到这两个地方参观参观？"

天使说:"没问题,因为你即将上天堂,因此我先带你到地狱去吧。"大善人跟随天使来到了地狱。

他们面前有一张很大的餐桌,桌上摆满了丰盛佳肴。

"地狱的生活看起来还不错嘛！没有想像中的悲惨嘛！"大善人很疑惑地问天使。"不用急,你再继续看下去。"

过了一会儿,用餐的时间到了,只见一群骨瘦如柴的饿鬼鱼贯入座。每个人手上拿着一双长十几尺的筷子。每个人用尽了各种方法,尝试用他们手中的筷子去夹菜吃。可是由于筷子实在是太长了,最后每个人都吃不到东西。

"实在是太悲惨了,他们怎么可以这样对待这些人呢？给他们食物的诱惑,却又不给他们吃。"

"你真觉得很悲惨吗？我再带你到天堂看看。"

到了天堂,同样的情景,同样的满桌佳肴,每个人也都同样手持一双长十几尺的长筷子。不同的是,围着餐桌吃饭的是一群笑容洋溢、长得白白胖胖的可爱的人们。他们用筷子夹菜,不同的是,他们喂对面的人吃菜,而对方也喂他吃。因此每个人都吃得很愉快。

天堂与地狱的区别在于人的灵魂和个性特征是否计较,斤斤计较的人只顾自己,不顾别人,没有豁达之心,所有这些人聚集在一起,就形成了"地狱"。相反,一个拥有豁达之心、充满爱、满怀善良慈悲之心、乐善好施、真挚诚恳、在爱自己的同时也爱别人、乐于付出的人,就有"天堂"的感受与待遇。

豁达的人乐观、快乐,不豁达的人悲观、痛苦。

一对性格截然不同的孪生兄弟,父亲欲对他们做性格改造。因为其中一个过分乐观,而另一个过分悲观。一天,父亲买了许多色泽鲜艳的新玩具给爱悲观的孩子,又把乐观的孩子关进一间堆满马粪的车房里。第二天清晨,父亲看到那个悲观的孩子正泣不成声,便问:"为什么不玩哪些玩具呢?""玩了就会坏了。"孩子哭泣着说。父亲叹了口气,走进车房,却发现那个乐观的孩子正兴高采烈地在马粪堆里掏着什么。"告诉你,爸爸,"那孩子得意洋洋地向爸爸宣称,"我想马粪堆里一定还藏着一匹小马呢!"

由此可见,一个豁达、乐观的人在任何情况下都能找到快乐的因子,而不豁达、悲观的人在任何情况下都能看到不快乐的影子。

一个曾经历尽崎岖与曲折,饱受挫败与磨难的人,通过自我豁达治疗,走上了快乐相伴、随心所享、美梦成真之路。

豁达是快乐的源泉,豁达使人快乐永随!

"进取-豁达-放松"可应对人生最大的困难与痛苦。

事实上,我们从日常生活可以发现,豁达的人生活得特别健康快乐,从自身经历也可体会到,进取可使我们美梦成真,而豁达、放松让我们舒畅愉悦。

▶▶▶(2) 进取豁达让人健康安宁

进取使人有更丰厚的条件达成豁达,豁达则为更进取奠定坚实的基础,适当的进取与豁达让人有能力轻松地应对人生挫折与磨难,真正做到"宠辱不惊,笑看庭前花开花落;去留无意,漫随天外云卷云舒",尽可能少地受到外界的伤害与侵蚀,保持安宁愉悦的心境,从而保持良好的睡眠和免疫状态;让体内各种激素水平和神经递质浓度处于合适状态,进而保持良好的健康状态。这些我们从上述分析和案例已能很好地领悟到。

人生如棋,下过围棋的人都知道,有些局是永远赢不了的,有些则很容易赢,有些是历尽艰辛终于能赢,人生亦如此,这样才让我们感到精彩纷呈、趣味无穷,参透这点,还有什么让我们宽容不了的呢?

庞蕴道:"万法从心起,心生万法生。""但自无心于万物,何妨万物常围绕。铁牛不怕狮子吼,恰似木人见花鸟。木人本体自无情,花鸟逢人亦不惊。心境如如只个是,何虑菩提道不成。"这是安宁恬淡、豁达心态。

进取,让人拥有更丰厚、更坚实的容许自己舒适安宁的基础与条件,豁达则可让人更容易获得舒适安宁的感觉。陶渊明的《饮酒》非常到位地描述了这种心情:"结庐在人境,而无车马喧。问君何能尔?心远地自偏。采菊东篱下,悠然见南山。山气日夕佳,飞鸟相与还。此中有真意,欲辩已忘言。"好一个"心远地自偏""此中有真意"——豁达宽容、舒适安宁的优美写照!

这种状态,没有感悟的人很难达到,而感悟丰富的人自然而然就能达到,有的人则需通过反复点拨、启发,才会慢慢感悟出来。

一天,寺院里来了一位衣衫光鲜、器宇不凡的客人。寒暄让座之后,对方说自己无意中路过此地,随便进来看看。索提法师很客气地陪客人四处游转。行走间,客人向索提法师请教了一个问题:"人怎样才能够清除自己的欲望?"索提法师微微一笑,返身进入内室拿了一把剪子出来,对客人说:"施主,请跟我来。"

索提法师把客人带进灌木丛地,把剪子递给客人,说:"您只要经常像我这样去修剪一棵灌木,您的欲望就会消除。"客人有些遗憾地接过剪子,走向一棵灌木,咔嚓咔嚓地剪了起来。一壶茶的功夫过去了,索提法师问他感觉如何,客人笑了笑说:"感觉身体舒展了很多,可是平日堵在心中的那些欲望好像并没有放下。"索提法师领首说:"开始会是这样的,经常修剪就好了!"十天后,客人又来了,二十天后,客人又来了!三个月后,客人已经把那棵灌木修成了一只初具规模的鸟型。索提法师问他:"现在你是否懂得如何消除你的欲望了?"客人面带愧色地回答:"可能是我太愚钝,每次修剪的时候,倒是能够气定神闲、心无杂念。可是一从你这里离开,回到我的生活圈子里,我的所有欲望依然会像往常那样冒出来。"法师笑而不答。当客人的"鸟"完全成型之后,索提法师又向他问了同样的问题,他的回答依旧。这次,法师对客人说:"施主,您知道当初我为什么建议您修剪灌木吗？我只是希望您每次修剪前都能够发现，原来剪去的部分又会重新长出来。而修剪的过程就是一个放弃的过程，就像一个人放弃欲望。你必须学会放弃，就像学会如何修剪灌木一样。"客人恍然大悟。

此后，越来越多的香客来到寺院，周围的灌木也一棵一棵地被修剪成各种形状，香火渐渐旺盛起来。

这个故事告诉我们一个道理，愿望多自然是好事，愿望可以使人不断进取，但是愿望过多便变成了欲望，沉重的欲望会让人不堪重负。适当的时候，豁达地给自己的欲望减减肥，让自己的心安宁恬淡，也许就能一身轻松地生活与工作，舒适畅快，让自己拥有一个更美好的人生。

读杨绛先生的《一百岁感言》，让我们感受到只有进取豁达才可让人舒适安宁。

我今年（2011年）一百岁，已经走到了人生的边缘，我无法确知自己还能走多远，寿命是不由自主的，但我很清楚我快"回家"了。

我得洗净这一百年沾染的污秽"回家"。我没有"登泰山而小天下"之感，只在自己的小天地里过平静的生活。细想至此，我心静如水，我该平和地迎接每一天，准备"回家"。

在这物欲横流的人世间，人生一世实在是够苦。你存心做一个与世无争的老实人吧，人家就利用你、欺侮你。你稍有才德品貌，人家就嫉妒你、排挤你。你大度退让，人家就侵犯你、损害你。你要不与人争，就得与世无求，同时还要维持实力准备斗争。你要和别人和平共处，就先得和他们周旋，还得准备随时吃亏。

少年贪玩，青年迷恋爱情，壮年汲汲于成名成家，暮年自安于自欺欺人。

人寿几何，顽铁能炼成的精金，能有多少？但不同程度的锻炼，必有不同程度的成绩；不同程度的纵欲放肆，必积下不同程度的顽劣。

上苍不会让所有幸福集中到某个人身上，得到爱情未必拥有金钱；拥有金钱未必得到快乐；得到快乐未必拥有健康；拥有健康未必一切都会如愿以偿。

保持知足常乐的心态才是淬炼心智、净化心灵的最佳途径。一切快乐的享受都属于精神，这种快乐把忍受变为享受，是精神对于物质的胜利,这便是人生哲学。

　　一个人经过不同程度的锻炼,就获得不同程度的修养、不同程度的效益。好比香料,捣得愈碎,磨得愈细,香得愈浓烈。我们曾如此渴望命运的波澜,到最后才发现:人生曼妙的风景,竟是内心的淡定与从容……我们曾如此期盼外界的认可,到最后才知道,世界是自己的,与他人毫无关系。

　　杨绛为钱钟书夫人,1911 年 7 月生于北京,中国著名的作家、戏剧家、翻译家。杨先生通晓英语、法语、西班牙语,她翻译的《唐·吉诃德》被公认为最优秀的翻译佳作,到 2014 年已累计发行 70 多万册;她早年创作的剧本《称心如意》,被搬上舞台长达六十多年,2014 年还在公演;93 岁出版散文随笔《我们仨》,风靡海内外,再版达一百多万册,96 岁出版哲理散文集《走到人生边上》,102 岁出版 250 万字的《杨绛文集》八卷。

　　她的一百岁感言“平和地迎接每一天”“不同程度的锻炼,必有不同程度的成绩”“知足常乐”“人生曼妙的风景,竟是内心的淡定与从容”“世界是自己的,与他人毫无关系”,句句深刻、句句精彩,精辟地诠释了“进取豁达才可让人舒适安宁”。

▶▶▶ (3) 豁达是和谐之本

　　人类社会自古以来提倡和谐,和谐的社会人民才能有安全感,才能安居乐业,才有幸福感。家庭作为社会的细胞,最需要的就是和谐。一个单位、公司等小社会,最重要的也是和谐,有了和谐的环境,大家才能同心协力,共同把工作做好,共同发展事业。

　　然而,我们可以发现,几乎每天国际、国内的新闻都有各种各样不和谐的报道:如枪战、抢劫、杀人、打架、贪污、“大头娃娃”、“结石婴儿”事件等。网上也常出现相互谩骂的“战争”,相爱不成反成仇甚至以暴力、毁容等进行报复的新闻。而有的家庭常出现成员间关系紧张、争吵、财产纷争等不和谐现象……分析种种不和谐现象最重要的原因,均与不豁达有关。

　　和谐包括自身的和谐、与周围人和所处社会环境的和谐、与自然环境的和谐。

中国人提倡"以和为贵"、"和而不同"、"求同存异",这些均为历史上和平盛世朝代的主要特点,有了和谐的氛围,人们就可以安居乐业,舒心愉快。而要"和",必须要有平和理解、豁达宽容之心。

穆罕默德和阿里巴巴是好朋友。有一次,阿里巴巴打了穆罕默德一耳光,穆罕默德十分气愤地跑到沙滩上写道:某年某月某日,阿里巴巴打了穆罕默德一巴掌。还有一次,当穆罕默德快要跌落山崖时,阿里巴巴及时拉了他一把。穆罕默德十分感激,于是在石头上刻道:某年某月某日,阿里巴巴救了穆罕默德一命。阿里巴巴十分不解。穆罕默德微笑着告诉他:"我把你我之间的不快与误会写在沙滩上,是希望它在海水涨潮的时候就消失得无影无踪;我把彼此之间的快乐和友谊刻在石头上,是希望它能和石头一样不朽。"

人与人之间出现矛盾是常态,出现矛盾后闹得不愉快也属正常,关键是不要把不愉快甚至仇恨记在心里,不要只从消极的方面与角度评价问题,要把不快与误会写在沙滩上,让它在海水涨潮的时候就消失得无影无踪。这种豁达、宽容的良好心态让人际关系和谐、融洽。对别人豁达宽容,深怀感恩之心,把彼此之间的快乐和友谊刻在石头上,"让它能和石头一样不朽"。这其实也是对自己豁达、宽容,只要忘记了彼此的误会与不快,深藏彼此的友谊和快乐,才可给予自己正能量,使自己愉悦开心。

在此案例中,我们也看到,穆罕默德被打了跑去沙滩写上,这也是对自己的豁达,人总需要发泄不满,平衡自己的情绪。

1754年,当美国第一任总统华盛顿还是一位上校时,他率领其部下驻守在亚历山大港。当时,那里正在选举弗吉尼亚议会的议员,有一名叫威廉·佩恩的人反对华盛顿所支持的候选人。

在关于选举的某一个问题上,华盛顿与佩恩展开了激烈的争论。华盛顿出言不逊,触犯了佩恩,佩恩一怒之下,将华盛顿一拳打倒在地。华盛顿的部下听到这个消息,群情激愤,部队马上开了过来,准备替他们的长官报仇。华盛顿当场阻止,并劝说他们返回营地,一场一触即发的不愉快事件在华盛顿的劝说下被化解了。

第二天一早,华盛顿派人送给佩恩一张便条,请他尽快赶到当地的一家小酒店来。

佩恩怀着凶多吉少的心情如约到来,他猜想华盛顿一定是怀恨在心,要和他进行一场决斗。然而,出乎他意料的是,他所看到的不是手枪而是华盛顿端过来的酒杯。

华盛顿看到佩恩到来,立即起身相迎,并笑着伸过手来,说道:"佩恩先生,犯错误是人之常情,纠正错误是件光荣的事。昨天是我的不对,但你已经在某种程度上得到了满足。如果你认为到此可以解决的话,那么请握我的手——让我们交个朋友吧。"

佩恩激动地伸过手来。从此以后,佩恩成为一个热烈拥护华盛顿的人。

可见豁达、宽容可以恰当地处理和理顺人际关系,使自己得到别人的赞赏和支持,无形中也为自己的事业添砖加瓦。

豁达、宽容,和谐之本!

四、怎样才算进取豁达？

1. 准确地理解进取豁达与宽容

永安是一位温顺、善良的男孩，22岁，大专刚毕业，在一家快递公司工作。他给同事们的印象很好：任劳任怨、有求必应，对任何事情包括自己的待遇得失都不计较。

永安是一个豁达的人吗？

假如他从心底享受这种状态，感到轻松愉悦，那么，他是一个豁达的人。但倘若他这样做得很辛苦，感到压力很大，只是不懂得如何说"不"而不得不继续坚持下去，那么，他不是一个豁达而只是逆来顺受的人。

如果他属于后者，那么，他应该改善自己的心理行为模式，让自己成为进取豁达的人。

进取：从字面上看，"进"是一种前进的动力，人们只有不断地进步，不断地学习，才能不断地提升自己的能力，让自己在工作中无往不利；"取"是指获取，只是在获取之前，需要人们先有所付出，天下没有免费的午餐，有付出才会有收获。

我们把"进取"理解为：不断追求、上进求取、勇于尝试、无畏挫折、努力争取。

豁达：从字面上看，"豁"意为残缺、裂开，"达"指通、通晓。

一般把"豁达"理解为：性格开朗、开明、气量大、心胸开阔、通达晓畅、潇洒通脱、豪爽大方。

不少人将"豁达"翻译成"generous""open-minded"。

我们将"豁达"解读为：积极乐观、开朗洒脱、理解接纳、宽容大度、坦然放下、放旷自如、安静平衡、平和愉悦。

基于上述对"豁达"的定义,我们将其英文翻译成"magnanimousness"。

至于宽容,下列的解释非常到位:"容纳应该容纳的,谓之容;包容不该容纳的,谓之宽。天,不仅容纳太阳和月亮,而且包容云雾和尘埃。正因如此,天更显其高。地,不仅容纳万物和生命,而且包容腐朽和死亡。正因如此,地愈显其大。"

宽容绝对不是"忍受",前者是开心快乐、雍容大气的,是一种能力的体现;后者是压抑难受、无可奈何的,是无能的结果。

我们尽可能如天地般宽容,但我们毕竟不是天,也不是地,在这天地间总会有一些我们实在无法宽容的人和事,那么,请宽容我们自己。

豁达与进取是一种心理行为模式,一种心态,也是一种品格,更是睿智的表现。豁达与进取并存的人无论处境如何,都能跨越过去,笑看人生的起伏,永葆心底的微笑。

史蒂芬·威廉·霍金(Stephen William Hawking),生于1942年,是国际著名数学家、理论物理学家,当代享有盛誉的最重要的广义相对论和宇宙论家,英国剑桥大学应用数学和理论物理系终身教授,被称为在世的最伟大的科学家之一和"宇宙之王"。

他的不朽名著《时间简史:从大爆炸到黑洞》,从研究黑洞出发,探索了宇宙的起源和归宿。他于1978年和1988年先后获得阿尔伯特·爱因斯坦奖和沃尔夫奖物理学界两项大奖。他先后毕业于牛津大学和剑桥大学,并获剑桥大学哲学博士学位。他在21岁时就不幸患上了会使肌肉萎缩的卢伽雷氏症,全身瘫痪,至今在轮椅上坐了五十多年,演讲和问答只能通过他脸颊上的微小"抽搐"、以语音合成器来完成。如果不是他惊人的睿智,他可能就是一个连生活都不能自理的残障人士。他在不少场合表示,他感到非常快乐。他从未丧失自己的幽默感。在2011年纽约举办的一场研讨会上,他用他那独特的机器合成语音告诉现场的观众:"我不打算将科学发现带给我的快感和做爱进行比较,不过科学发现带来的快感确实更加持久一些。"霍金于1965年与简·怀尔德结婚,有3个孩子,于1990年离婚。1995年霍金与他的护士伊莱恩·梅森结婚。当被问及最想回到哪一个时刻时,霍金说他最想回到 1967 年,重温他第一个孩子出生时的场景。他说:"我的三个孩子的到来给了我莫大的快乐。"他评价自己"乐观、浪漫、固执"。

毫无疑问,霍金是一个残疾人,生活需要别人照顾;然而正是在这种一般人难以承受与理解的艰难中,他成为世界公认的引力物理科学巨擘。令人感动的是,他对自己评价竟然包括"浪漫"! 他感到自己"非常快乐"! 他非常幽默! 毋须质疑,他的豁达大度、理解宽容、乐观愉悦、积极进取成就了独一无二的他,他是睿智改变自己命运的典范!

曾任美国总统的罗斯福家中失窃,被偷去很多东西。他的朋友写信安慰他,罗斯福回信说:"谢谢您来信安慰我,我现在很平安。因为:第一,贼偷去的是我的东西,而没有伤害我的生命;第二,贼偷去我部分东西,而不是全部;第三,最值得庆幸的是,做贼的是他,而不是我。"

这是对生活中不愉快事情的一种豁达的理解,习惯以这种豁达的方式解读生活中发生的挫折甚至磨难,我们便可以处变不惊,常常保持平和愉悦的心态。

俄国著名的生理学家巴甫洛夫,为了给一生挚爱的科学事业留下更多的实验材料,他在生命的最后一刻,不断地向坐在身边的助手口授生命衰亡的感觉,对于众多探视者,他留下一句"巴甫洛夫很忙,他正在死亡"的生命留言。

"死亡"冠上"正在"二字,赋予了一种宽松、平和、寻常的意境,使死亡不再可怕。巴甫洛夫以撼人心魄的生命留言圈点了自己视死如归的豁达态度。这是对生命全过程的深刻理解,豁达、宽容地对待生,豁达、宽容地理解死,死其实是生命的另一种形式。连对待死亡都可以如此豁达,人生还有什么不能豁达的呢?

2. 豁达地定义幸福与成功

什么是幸福? 字面定义是指"人们无忧无虑、随心所欲地体验自己理想的精神生活和物质生活时,获得满足的心理感受"。

幸福常常与快乐相连,是近义词,快乐是一种情绪,主要由心态决定。

学生问苏格拉底,怎样才能获得快乐?苏格拉底想了想,给他们讲了一个故事:

一人郁郁寡欢,骨瘦如柴,似乎一阵风就可以把他吹到天上去。

天使问他:"你为什么老是不快活,有什么不顺心的事吗?"

这人说:"人们都说太阳宝石、月亮宝石是无价之宝,我什么时候能得到它们呢?"

天使非常同情他,便满足了他的要求。

过了一段时间,天使见这个人仍是愁眉不展,比过去更瘦了,又问:"你还有什么不高兴的事呢?怎么还是这样满面愁容?"这人双眉紧锁,长嘘短叹:"唉,我日日夜夜都担心失去这些宝贝啊!"

天使摊开双手,摇摇头说:"想得到的时候,害怕不能得到;已经到手了,又害怕失掉它。这样的人,怎么能够享受欢乐呢?"

是啊,没有得到时不快乐,得到了还是不快乐,说明这个人根本没有享受快乐的智慧与能力,这样的人最根本的问题就是不豁达。豁达之人在没有得到宝贝之前有能力让自己快乐,得到了以后也能让自己快乐或更快乐,拥有理解、接纳生命中所发生的一切的睿智与能力。

不少人将"幸福"具体定义为"住豪宅、开名车、当老板、财务自由、工作顺利、爱情甜蜜、家庭美满……"若按此定义,很多人离幸福很远。

事实上,不少人对"幸福"的定义很模糊。

2012年10月11日莫言获得诺贝尔文学奖,在接受央视采访时,表示"自己'不知道'是否幸福;'莫言热'很快就会过去,文学的相对边缘、落寞,也没什么不好"。

在被董倩追问"你幸福吗?"时,莫言干脆地回答说,"我不知道,我从来不考虑这个问题"。"我现在压力很大,忧虑重重,能幸福么?"但他又说,"我要说不幸福,那也太装了吧。刚得诺贝尔奖能说不幸福吗?"

大名鼎鼎的诺贝尔文学奖得主尚且有这样的反映,何况基础百姓呢?

2012年中秋、国庆双节前期,中央电视台推出了《走基层百姓心声》特别调查节目《你幸福吗?》此节目虽然褒贬不一,却能较真实地反映了当时人们对"幸福"的认识及其对自己是否"幸福"的评价，其中当然有很多正面的信息，然而，由于问题简单而仓促，很多被采访者的回答让人忍俊不禁。

一位清徐县北营村务工人员面对记者的提问时，首先推脱了一番："我是外地打工的，不要问我。"该位记者却未放弃，继续追问道："您幸福吗？"这位务工人员用眼神上下打量了一番提问的记者，然后答道："我姓曾。"这段对话也让收看该期节目的观众忍俊不禁，热议连连。

更有网友将这一采访场景重新演绎称看到焦先生默默地离开，而被大众所熟知。至于为什么焦先生要撒谎，姓"曾"而不敢直说姓"焦"呢，联想到焦先生楞了下又用眼神打量提问的记者，估计他也纳闷记者提的问题和自己姓名上的不方便("姓焦"显然听起来会跟男女间羞以启齿的话题有关，大叔才有这样的表情)。所以也许是调侃，也许真是以为记者在问自己姓什么，自己实在又不方便坦言直说。而为数不多姓福的尔康也不幸躺枪，网友们争相揣测起该位务工人员面对该提问时的心理活动，"大叔的内心在咆哮，我不是尔康！"

在郑州一火车票代售处，18岁大学生被问："您最想要什么？""女朋友。""那么，您遇到最坏的事呢？""接受你采访，队被人插了。"

记者采访一位73岁捡瓶子的大爷："您觉得您幸福吗？"老人："啊？我耳朵不好。"

上述这些个案起码说明了有些受访者不愿正面回答自己是否幸福这个问题。

我们再来讨论一下"成功"的定义是什么。

"成功"的字面意思是指"达成预期目标"或"达到或实现某种价值尺度的事情或事件，从而获得预期结果"。

不少人将"成功"具体定义为"权倾天下"、"富甲一方"或"成名成家"、"高官厚禄"；有的人将"成功"定义为"有五子"，即妻子(外子——丈夫)、儿子、房子、车子、票子；有的人将"成功"定义为"五有"，即有钱、有闲、有价值、有尊重、有快乐；有的人将"成功"定义为获得社会或别人的认可；有的人认为"对社会做出巨大贡献"是"成功"；有的人则认为"尽可能对更多的人有好的影响"才是"成功"……

李太太年轻时貌美如花,大学刚毕业,23岁就嫁给了比自己年长12岁的富豪,婚后住豪宅,家里有保姆伺候,出门有司机接送,生了一子一女。她常常陪同丈夫出席各种高端场合,一身珠光宝气、名牌服饰,高贵典雅。自己是丈夫财团下两家公司的董事,掌握公司股份。

在很多人眼里,李太太非常成功!

然而,李太太在自己47岁、子女都已成年时要求离婚,搬出了豪宅,放弃了董事职位和公司股份,买了一个一房一厅的小房子自己住,朋友们都觉得很奇怪,问:"你怎么会放弃爱情与事业、幸福与成功?"她答:"我觉得自己现在才算幸福与成功,因为以前我都是为别人而活,不得不做一些自己根本不愿做或不喜欢的事,比如染头发、化妆、穿礼服、穿高跟鞋等,经常要应酬,完全没有自我,有时候真是觉得透不过气来。现在虽然经济条件不如以前,但是我可以做回自己了,没有任何束缚,自由自在,很轻松!"

其实,幸福与成功的定义都是主观的,是每个人内心对自己的评价,应该是多元化的,而不应受世俗定义的约束。对它们的定义越宽松,就越"幸福",越"成功"!如果一个人把"幸福与成功"定义为"健康地活着",那么TA一定感到自己非常幸福和成功!

在这里,我们欣赏分析一些不被世俗公认的"幸福"与"成功"。

范姨38岁,做家政服务工作,为雇主做饭、搞卫生,每个月的收入三千多,丈夫被她形容为"全城最丑、最穷的男人,矮小、高度近视,每个月才挣六百元",他们有一个10岁的儿子,最近他们抽签得到了一套五十多平方米的廉租房,每个月租金只需五十多元,她兴高采烈地筹划着省钱、但漂亮的装修,她说:"我觉得很满足,有新房子住了!""我帮人搞卫生也很开心的!我很专业的!我喜欢用漂亮的抹布擦桌椅!""老公又穷又丑,安全,不会有人跟我争。""我活得很开心!"

无疑,范姨是一个幸福而成功的人!

润润已经48岁了,还未结婚,更无孩子,在一家公司工作,职位也不算高,收入也不算丰厚,却也衣食无忧。她常说:"每个人的运气都不同,最重要是知足常乐。人家开车，我坐公交车也很方便啊；人家吃鱼翅，我吃粉丝也很开心啊！"她业余喜欢跳国际标准舞，舞姿优美，还喜欢自己设计、打毛衣、做衣服等。她保养得非常好，48岁看上去像28岁，她总是笑眯眯、乐呵呵的。她妈妈得了阿尔茨海默病（俗称：老年痴呆症），在她的精心照顾下，老人家的生活质量有了明显的提高。

以世俗的眼光看，润润显然不算成功和幸福的，然而从她年轻的外表和总是笑眯眯、乐呵呵的表情看，我们又怎么能说她不成功、不幸福呢？

把平凡的事做得很精细，也是一种成功！

臧师傅当了十几年的出租车司机，他总能准确地停在需要出远门的顾客面前。有一次他停在一位去机场的顾客面前，顾客上车后，他说："您去哪儿？路程短不了吧？"顾客说："您怎么会知道呢？我正是要去机场啊！"他笑了笑说："其实我一看到您，就知道您要去机场或者火车站，看您这身打扮，拎着这样的箱子，不出远门才怪呢！那些在超市门口、地铁口打车，穿睡衣的人可能去机场吗？机场也不会让他们进去啊……"

顾客很感兴趣，就跟他聊了起来。臧师傅说："有一次，我在人民广场看到三个人在前面招手，一个是年轻女子，拿着小包，刚买完东西；还有一对青年男女，一看就是逛街的；另一个是穿羽绒服的青年男子，手上还提着笔记本电脑。我毫不犹豫地把车开到了穿羽绒服的人面前。那人上了车也觉得奇怪，说你为何放弃那两个不拉，偏偏开到我面前？我说，那个女孩子是中午溜出来买东西的，估计公司很近；中间那对情侣是游客，没拿什么东西，不会去很远。那青年竖起大拇指说，你说对了，我去宝山。"

他又说："我做过精确统计，我每天开17个小时的车，算上油费和各种费用，平均每小时的成本为34.5元。如果上来一个10元的起步价，大约要开10分钟，加上每次载客之间的平均空驶时间7分钟，等于我花了17分钟只赚了10元钱，而17分钟的成本价是9.8元，不划算，20元到50元之间的生意性价比最高。"

用世俗的眼光看，当一个出租车司机不能算是成功的，但这位出租车司机却能把如此平凡的工作做得如此精细，能在不违反职业道德的前提下精确地选客，不能说这不是一种成功，他的收入比同行的平均收入高出约两倍！这让他感到满足,这种满足应也属于幸福吧!

3. 进取豁达地对待外界的评价

外界的评价对绝大多数人来讲,影响是巨大的,上述讨论的"定义与享受幸福与成功",很多人的定义是看外界认为自己是否幸福与成功,而不是自己认为自己是否幸福与成功。

正如席慕容的《际遇》所描述的:

在馥郁的季节　因花落/因寂寞　因你的回眸/而使我含泪唱出的/不过是/一首无调的歌

却在突然之间　因幕起/因灯亮　因众人的/鼓掌　才发现/我的歌竟然/是这一剧中的辉煌

正面的评价有可能让人奋发向上,甚至令一个人的人生辉煌起来。

有一个糟糕的法国人,活到 42 岁仍旧一事无成。他认为自己简直是倒霉透顶,像什么离婚、破产、失业等等,都发生在了他的身上,甚至有很长一段时间他认为自己没有生存价值。他对自己非常不满,变得古怪、易怒,同时又十分脆弱。

有一天,一个吉普赛人在巴黎街头算命,这个法国人无聊至极,便走过去一试。吉普赛人看过他的手相之后,说:"您是一个伟人,您很了不起!"

"什么?"他大吃一惊,"我是个伟人,你不是在开玩笑吧?"

吉普赛人平静地说:"您知道您是谁吗?"

"我是谁?"他心想,"我是个倒霉鬼,是个穷光蛋,是个被生活抛弃的人!"但他仍然故作镇静地问:"我是谁呢?"

"您是伟人",吉普赛人说,"您知道吗,您是拿破仑转世! 您身上流着拿破仑家族的血,您的勇气和智慧,都是拿破仑的啊! 先生,难道您真的没有发觉,您的面貌也很像拿破仑吗?"

"不会吧……"他迟疑地说,"我离婚了……我破产了,我失业了,我几乎无家可归……"

"哦，那只是您的过去，"吉普赛人说，"您的未来可不得了！如果先生您不相信，就不用给钱好了。不过，五年后，您将是法国最成功的人啊！因为您就是拿破仑的化身！"

他表面装作极不相信地离开了，但心里却有了一种从未有过的伟大感觉。他对拿破仑产生了浓厚的兴趣。回家后，就想方设法找与拿破仑有关的一切书籍著述来学习。

渐渐地，他发现周围的环境开始改变了，朋友、家人、同事、老板，都换了另一种眼光、另一种表情对他，做任何事情也开始顺利起来。

后来他才领悟到，其实一切都没有变，是他自己变了：他在胆魄、思维模式上模仿着拿破仑，就连走路说话他都努力和拿破仑一样。

短短13年的时间，就在他55岁的那一年，他成为了法国赫赫有名的成功人士，因为那个吉普赛人对他的预测，他彻底改变了自己，成为亿万富翁！

有一些刺耳的话，只要能睿智地对待和理解，也可以让人奋发向上。

乔诺·吉拉德是美国有史以来最著名的销售大王。他出生在美国的一个贫民窟，比人们想象中的还要贫困。在他很小的时候，他就上街去擦皮鞋贴补家用，最后连高中都没有念完就辍学了。他的父亲总是说他根本不可能成才。父亲的打击一度让他失去自信，甚至有一段时间，他连说话都会变得结结巴巴。幸运的是，他有一个伟大的母亲。是母亲常常告诉乔诺·吉拉德："乔，你应该去证明给你爸爸看，你应该向所有人证明，你能够成为一个了不起的人。你要相信这一点：人都是一样的，机会在每个人面前。你不能消沉、不能气馁。"母亲的鼓励重新坚定了他的信心，燃起了他想要获得成功的欲望，他变成一个自信的人！从此，一个不被看好，而且背了一身债务几乎走投无路的人，竟然在短短3年内被吉尼斯世界纪录称为"世界上最伟大的推销员"，而且至今还保持着销售昂贵商品的空前纪录——平均每天卖6辆汽车！他一直被欧美商界当成"能向任何人推销出任何产品"的传奇式人物。我们能够从他那传奇式的人生中看到：人生需要自信！而从被誉为日本推销之神的原一平的成长生涯中，我们也一样能够看到：人生需要自信。自信，可以说是英雄人物诞生的孵化器,一个个略带征服性的自信造就了一批批传奇式人物。然而,自信不仅仅造就英雄,也成为平常人人生的必需。自信者,有望获得成功;不自信者,与成功无缘。

现实生活中,我们一定要有能力辨别哪些话该听,哪些话不该听。因为负面的评价有可能毁掉一个人,有的话可以阻断成功。

一群青蛙正在高塔下玩耍,其中一只青蛙建议说:"不如我们爬到塔尖上去玩玩吧!"众青蛙一致赞同,于是它们便聚集在一起相继往上爬。爬着爬着,其中聪明者觉得不对,"我们这是干嘛呢,这又干渴又劳累的,我们费劲爬它干嘛?"大家都觉得它说得不错。于是青蛙们都停下来了,只剩下一只最小的青蛙还在缓慢地坚持着。它不管众青蛙怎样在下面鼓鼓噪噪地嘲笑它傻,就是坚持不停地爬,过了很长时间,它终于爬到了塔尖。这时,众青蛙不再嘲笑它了,而是在内心里都很佩服它。等到它下来以后呢,大家都敬佩得不得了,就上去问它说:"到底是一种什么样的力量支撑着你自己爬上去了?"

答案很是让人出乎意外:原来这只小青蛙是个聋子。它当时只看到了所有青蛙都开始行动,虽然大家都在议论它,但它根本不知道,因为它是个聋子。所以它以为大家都在爬,它就自己在那儿晃晃悠悠不停地爬,最后就成了一个奇迹,它爬上去了。

但丁说:"走自己的路,让别人说去吧。"若有本事对负能量的话充耳不闻,我们就不但可以走自己的路,还可以活得很自在、很舒坦!

可是,绝大多数人是难以做到的,别人的话往往会对我们造成或多或少的影响,这也许与某些客观因素有关,所以我们应该努力做到的是,理解人的观点肯定是多种多样、不尽相同的,就算对于同一个人、同一件事,不同的人也有不同的看法,这是正常现象。

一个年轻人画了一幅画,想验证一下自己的绘画水平,于是写了一张条子:请指出这幅画的缺点。与画一起拿到市集上,画的旁边放了一支笔,一天下来,整幅画被人们密密麻麻地写满了缺点。这个年轻人非常沮丧,回去对自己的老师说:"我不能做画家了,我的画全是缺点。"老师笑了笑说:"你画一幅一模一样的画,拿到上次那个地方去,但这次你的条子写上:请指出这幅画的优点。"年轻人按照老师的指示去做了,一天下来,整幅画竟也被人们密密麻麻地写满了优点!

我们能深刻理解和接纳这种人类观点多样性的现象,就能进取豁达地对待外界评价和别人说的话。

某老师在一个不知名的普通高校任边缘学科专业老师,她所在院系不是学校的重点,她的专业既非学校重点,亦非所在院系重点,或者可直接表达为"不起眼",但她非常热爱自己的专业,用心、努力地钻研、开拓、发展自己的专业,自创了自己的理论体系和方式方法,并连续十多年锲而不舍地申报国家自然科学基金。争取国家自然科学基金的立项与资助在很多名牌大学或非名牌大学的重点专业并不算是一件非常困难的事,但一个"不起眼"的学校里"不起眼"的专业想获得国家自然科学基金的立项与资助可以说比登天还难,她所在高校每年获得国家自然科学基金面上项目的立项与资助共只有6项,绝大多数是学校的重点学科。十多年来,她每年都收到反馈信息"未获资助",虽然她也是评审专家,但有的评审意见也会让她感到郁闷甚至气愤,如意见指出"未说明"的内容,其实标书里已经做了清晰的说明。但她平静下来转念一想,为什么自己写了别人没看见呢?一定要改进标书,做美观的适当标识,让专家很容易看到最重要的内容。就这样,她不断豁达、宽容地对待每次"未获资助",为下次的积极进取奠定良好的情绪基础。她认为以自己的环境和背景,不中标是正常的,不必难过,并从每一次的评审意见中不断提高自己的专业水平和标书写作水平,她认为无论评审意见水平如何,对自己都有所启迪和感悟,都能提高自己的水平。一次又一次的失败从未让她气馁,她从不放弃哪怕是极微的机会,尽管有可能努力了一辈子都未能实现美梦,她依然锲而不舍地进取、努力,因为她认为只有这样,自己才会问心无愧。她坚信自己有足够的水平,她的信心、恒心、耐心,她的豁达、宽容和积极进取最终让她在这种几乎不可能的情况下获得了国家自然科学基金的立项与资助!

4. 做到进取与豁达相对平衡

进取为豁达奠定了基础,显然,一个毫无生存能力,连温饱都无法满足的人是难以达到豁达的境界的;进取使豁达的资本更加雄厚,豁达使进取更有胆识。而进取与豁达互为深化,令人达到舒适人生的更高境界。

进取使人可以对任何结果都了无遗憾,无怨无悔;豁达使人可以坦然接受任何结果,平和恬淡。

有时候进取与豁达是相互交会的,就如布袋和尚所说:"手提青苗种福田,低头便见水中天。六根清净方成稻,退步原来是向前。"

进取豁达要达到适当的平衡,若只顾进取,忽略豁达,就算成功了,并得到公认,也无法享受成功的果实。

据深圳企业家服务处 2006 年的一份《关爱企业家倡议书》显示,自深圳特区成立 20 年以来,自杀的企业家超过 1200 人,30 岁至 50 岁左右英年早逝的企业家超过 5000 人。早逝原因主要涵盖了长期身体过劳导致各种疾病、心理压力过大导致心理障碍或自杀等。

王均瑶就是其中一位非常成功的企业家,却因过劳,年仅 38 岁就患肠癌而英年早逝。

王均瑶 1966 年 9 月出生在浙江省温州市苍南县大渔镇,少年辍学投身经济建设大潮,以其敢于创新、勤于创业的精神,心怀实现人生价值的梦想,积极参与社会活动,从一名普通的温州青年,成长为经受市场经济洗礼的优秀企业家。1992 年成立国内首家民营包机公司温州天龙包机有限公司并任总经理。1995 年创建温州均瑶集团有限公司,1998 年 2 月温州均瑶宾馆建成运行,集团开始向产业多元化发展,王均瑶任均瑶集团公司董事长、总裁。曾获全国优秀青年乡镇企业家、全国经营之光特等奖、浙江省首届优秀私营企业家、温州市改革开放 20 年风云人物、温州市第三届十大杰出青年等荣誉。

这些英年早逝的企业家们的成功经历让我们叹服,他们的进取精神值得我们钦佩,而他们英年早逝让我们感到痛惜!不断进取绝对是正确的,但是一定要注意进取与豁达的相对、动态平衡。

过分豁达而不思进取,则无法达到自己人生的最高境界,难以有更好的客观与主观享受,这是很容易理解的。

初一男生 F,12 岁,成绩一直排在全年级最后一位,家长非常着急,但他却无动于衷,不觉得羞耻,不但毫无加倍努力赶上的举动,还更加放任自流,连功课都不愿完成,也不在乎家长和老师的批评。无奈,家长带男孩去看心理医生,下面是其中一次治疗的记录。

治疗师 T:你的成绩排第几位?

F:最后一位。

T:有没有想过怎么改进?

F:改进不了。

T:你不觉得不好意思吗?

F:反正都这样了,有什么不好意思?

T:我给你讲一个故事,你分析一下好吗?

F:有什么好分析的?

F 的母亲:你听完再说嘛!

F:哎,反正现在也走不了,你讲吧。

T:这个故事讲的是三只青蛙的命运。

三只青蛙掉进了鲜牛奶桶中。

第一只青蛙说:"这是命。"于是它盘起后腿,一动不动地等待着死亡的降临。

第二只青蛙说:"这桶看来太深了,凭我的跳跃能力是不可能跳出去的。我今天死定了。"于是,它也沉入桶底淹死了。

第三只青蛙打量着四周说:"真是不幸!但是我的后腿还有劲。我要找到一个垫脚的东西,跳出这可怕的桶!"

于是,它一边划一边跳,慢慢地,奶在它的搅拌下变成了奶油块,在奶油块的支撑下,这只青蛙纵身一跳,终于跳出了奶桶。

你觉得你像哪一只青蛙?

F:唔……

F的母亲:他像第一只青蛙,什么都不想,什么都不做。

T:你妈妈说得对吗?

F:……(低头)

T:如果你什么都不想,什么都不做,下场就像第一只青蛙哦。你现在的情况跟这几只青蛙很相像哦。

F:怎么像?

T:可以说我们人人都像这几只青蛙,必须努力学习,才有美好未来。我们好好学习,就像第三只青蛙在努力跳,这样才有活路,将来才可以养活自己。你爸爸妈妈不可能养你一辈子。你好好思考一下看对不对?

F:我觉得功课很难,我不喜欢学。

T:你不学就会有第一或第二只青蛙的下场。

F:我不要!

T:那你就只能好好学。没有其他选择。想想看怎么学更有趣、学得更快、学得更好。

F的母亲:听说有一个班老师用做游戏来教学,给你报名学习试试?

F:嗯。

T:这就对了,下次来我要看你变得怎么样哦!

F:嗯。

事实上,完全不进取,特别是年轻人不进取,则很难有豁达的资本,当一个人没有谋生能力,连温饱都成问题时,则很难豁达起来。

进取与豁达相对的、动态的平衡,有机的融合可以创造成功、幸福甚至奇迹,可以创造更美好的人生!

叶先生,现任马来西亚某生物科技集团创办人兼首席执行官。他3岁患小儿麻痹症,9岁瞎掉一只眼,11岁家贫如洗,15岁卖日用品,18岁炒粿条,20岁当销售员并赚下第1桶金。之后他29岁获颁马来西亚拿督;34岁获颁世界杰出青年奖,36岁第一家公司上市,38岁公司走向世界。在没有任何背景下白手起家,在这个年代极其困难。然而,老天总是爱惜努力进取之人,每一次挫败,对这个自命"天煞孤星",自小受尽苦难的青年来说,都是他的转机。而叶先生就是一个遭逢连番失败与挫折,却是屡败屡战的人。

1985 年,在他 16 岁时,就为 Inscard 宝卡传销事业组织了拥有 6 千名会员的网络,但他加入的直销公司发生了突变,粉碎了他的美梦。该公司的老板卷款而逃,消失人海中,公司及组织在一夜间垮了。叶先生首当其冲,他万万没想到老板会坑害他。人是他招的,承诺是他许的,他被千夫所指,百口莫辩。为了责任及信用,他把所有的债务扛下,给伙伴们一个交代。他和他的哥哥向亲友借了 7 千零吉的资金接管 Inscard 宝卡公司。1987 年,他将 Inscard 宝卡公司转为贸易公司,售卖有声说话字典。1989年,在二十岁那年即赚取到人生第一个百万零吉。在业务蒸蒸日上之际,却遇上了 1997 年的金融风暴。马币贬值的结果是公司顿时亏损了 300多万零吉。但这没难倒他,他痛定思痛过后,即召开股东大会宣布两个解决方案,一是公司宣告清盘,二是大家共同再闯一番事业。他的自信给了当时的股东们很大的信心,勇敢地选择了后者,大家把信用卡"刷爆"组织资金再创事业。重整旗鼓后的 INS 宝卡企业只有 10 位员工,重新出发,经营传销事业。而 INS 宝卡翻身的第一项产品是植物的健全营养素——"INS 生物良菌肥料"。1998 年公司设立第一间工厂——INS 生物良菌水溶性肥料制造厂,经过他的用心经营,短短一年内公司转亏为盈。之后公司不断发展壮大,技术发明屡屡获奖,公司上市,在世界各地开设分公司……

叶先生的童年经历辛酸痛苦,创业之路跌宕起伏,人生旅途可歌可泣,他的成功令人佩服！令人感动！

他有很多话让人难忘:"为什么上天要我一只眼睛瞎了,我时常说人有两只眼睛所以时常会忽视,因为左眼和右眼看得不同,而我只有一只眼睛,一目才能了然,一只眼睛你能看得清楚。""有一次我去一个商店推销,我一进门的时候他脾气不好,很大声的拍桌子就叫我滚出去,我就出去了,第二天买了个小小的蛋糕,我很喜欢用三块五块钱的小礼物,因为贵的礼物我买不起,我就送过去,他看到我就楞住了,我说我今天来是要谢谢你,昨天把我的不对的地方表现出来,只有我不对你才会生气,所以我今天送一个蛋糕来,你能不能告诉我昨天到底做错在什么地方？"他设身处地地为顾客着想,他一直提倡"财富共享"……

这是一个既不断进取,又豁达、宽容的成功人士,无论是对自己的际遇、对自己的事业、对自己的人生……他以豁达对待苦难,以进取跨越挫败,以宽容对待羞辱,以理解对待人生,以睿智获得成功!

5. 对人、对己豁达的相对平衡

对别人要豁达,对事和对自己则既要进取又要豁达。

做到真正合适的进取豁达,我们就可感受到心底的闲适淡逸、澄澈恬静、旷放洒脱、动静无违。

"大海从鱼跃,长空任鸟飞。欲知吾道廓,不与物情违。"宽容、豁达与自由还是有限制的,大海再大,不可能容纳鸟儿的自由;长空再宽阔,无法让鱼儿自由飞跃。我们只能在相对的自由中,实现生命的圆满。

我们是凡夫俗子,我们不是天,也不是地。我们未必时时可以像天一样既容纳太阳和月亮,也包容云雾和尘埃;如地一般既容纳生命和万物,也包容腐朽和死亡。我们有时真的无法宽容尘埃和腐朽,那么,请不必勉强自己,理解和宽容自己。

▶▶▶(1) 爱情篇

爱情一直被誉为"剪不断、理还乱"的复杂感情,因爱而恨,爱恨缠绵,纠缠不清,是最让人撕心裂肺的感情,因此衍生出很多极端的故事,很多轻生者是因为爱情而自杀的。

从前,有一对恋人郎才女貌,非常般配,他们也非常恩爱,在他们准备结婚时,女王看上了准新郎,于是找到准新娘说:"我很喜欢你的恋人,你要不让他跟我结婚,要不就看着我把他杀死。"

如果您是准新娘,您怎么选择?

一位心理学博士把这个故事讲给妻子和十岁的女儿听,让她们进行选择。妻子说:"让她杀吧,我陪他一起死!"而女儿说:"让他跟她结婚吧,我相信他永远只爱我,他会回到我身边的!"

　　妻子是为爱不顾一切的人，女儿则是对爱的感受更豁达，更珍惜生命的人。也许，妻子借此机会告知丈夫："我们的爱情、婚姻不能因任何原因，包括死，有所动摇和改变！"爱情常常让人失去理智，有人说"恋爱中的女人智商为零"，太清晰了也许就不是"爱"了，然而，若希望"爱"的寿命长久，必须学会在爱情中平衡对爱人与对自己的进取豁达。

　　下面按时间顺序摘录了一位成功女性有关爱情、婚姻的精彩微博，进行学习和分析。

　　L小姐，感谢您给我的长信和您的电话。其实您向我通报的消息，在过去四夜里我和偶得爹（"偶得爹"是作者对其丈夫的称谓）已深入探讨过了。我俩回顾过去漫长的23年共同生活的经历，彼此更加坚定希望能够共同度过余下的岁月。无论未来婚姻道路如何，我都感谢您在过去5年对偶得爹的爱和照顾。也希望您能接受这个现实：他爱我多过你。

　　L小姐在过去的一年半里不断给我发信及致电。我尊重您的情感，因为我们爱的是同一个男人，至少证明我眼光不是太差。您告诉偶得爹，你会把交往的细节全部捅给我，我公开告诉你我已收到。您威胁他会发布在网上，我决定先期发在网上，他是我的爱人，你既不可能伤害我，我也不允许你伤害他。谢谢。

　　偶得爹在我这整理过往资料。他把曾经为我打印的论坛文章拿出来放在我眼前。我信手翻看一下当年小少妇的爱情笔记，日子里除了风花雪月就是恩爱缠绵。才十年，我再看他已然几近陌路。时间是一把杀猪刀，那头猪，就是我曾经的爱情；时间也是向上攀登的阶梯，我从文字里，已然看到葡萄藤架下的幼苗结果。

　　不是他的问题，是我走太快。人在相爱之初是站在同一起跑线上的，但人如流水，或奔腾或舒缓，跑着跑着，就两岔了。就像长江与黄河一样，发源地相隔几许，入海口已然各奔南北。

　　我很长一段时间在家里卑躬屈膝，希望他能够原谅我走得太快。直到有一天我才恍悟，我走得太快不是错误，我为什么从不抱怨他走得太慢没跟上我的脚步呢？

前面两段写给"小三"的微博让不少人为她对丈夫的宽容而折服,文辞优雅大气,充满了自信和勇气,可以说那时她已经如天地般包容了尘埃与腐朽,决定无论如何保护和维持与出轨丈夫的婚姻。然而人的宽容是有限的,特别是对不该容纳的一切。第三段起,她意识到这个男人已不值得宽容,也许事态的发展已超出了她的宽容范围和底线,这份爱情、这段婚姻已经不值得以不断的宽容来维持,她毅然决然地进行了了断。当对别人的错误无休止的宽容开始伤害到自己时,应该学会好好地宽容和善待自己。对人与对己应总是处于动态平衡状态,这才是健康的,才是真正的豁达宽容!

对爱情婚姻的不忠诚、不守承诺、不讲信用、不负责任的行为,从道义上讲,是完全不值得、也不应该包容的,人类社会是有、也应该有道德规范的。这体现了当事人极其恶劣的品行,因为对爱情婚姻的不忠诚、不守承诺、不讲信用、不负责任是人类类似行为中危害最大、最卑鄙的行为,是残害生命的行为。纵观心理咨询的相关案例,由于男方这种卑鄙行为而导致女方自杀、一尸两命结果者并不少见,为了自己一时的快乐而残害所爱之人和自己的孩子,应该受到全人类的唾弃!天理不容!当然,女方红杏出墙,同样也是天理不容!

当然,当事人对出问题或受伤的爱情和婚姻进行任何方式的处理,只要双方舒适愉悦,都是对的,合是对的,分也是对的,任何其他人都没有权利说三道四。就如《离婚律师》里的苗锦绣,无论丈夫曾经如何不忠,只要能继续做她的丈夫,就是她所希望的最好结果。但也有人一丝尘埃都不愿容忍,追求冰清玉洁、一尘不染、纯真无瑕,甚至在爱情上"宁为玉碎、不为瓦全",则亦完全没有必要拿爱情做慈善,逼迫自己容忍不愿容忍的事……总之,豁达宽容的原则是:最佳解决方案应该做到双方都感到舒适,彼此均有愉悦的生活;而最起码的解决方案是没有人受到严重伤害,尽管其中可能包含了旁人不可知晓、无法理解的基本条件与约定。

人类的爱情非常奇妙,可以在极端对立的感情中共处,"爱恨缠绵",爱与恨都同样刻骨铭心,爱也爱得要死,恨也恨得要死,因爱得深而恨得更深,经历了惨绝人寰的伤害后又被深深感动、重坠爱河的人也比比皆是。他们可以因为爱情,释放无限的宽容;也可以因为爱情,完全封闭宽容。

无论双方发生了什么事,也无论整个决定过程如何纠结,面对多少困难,只要决定在一起,就要对底线之上的一切都必须宽容,这样才能幸福快乐。

人会变,情也会变,真正的"此情不渝,直至天荒地老、海枯石烂"并不多见。但无论如何,在一起时好好相待,不得不分开时,好好说再见,请一定要忠诚、守承诺、讲信用、负责任地对待爱情,这是一个人人品的最好体现。很欣赏席慕容"无怨的青春"诗中的意境:

在年轻的时候,如果你爱上了一个人,请你,请你一定要温柔地对待他。

不管你们相爱的时间有多长或多短,若你们能始终温柔地相待,那么,所有的时刻都将是一种无瑕的美丽。

若不得不分离,也要好好地说声再见,也要在心里存着感谢,感谢他给了你一份记忆。

长大了以后,你才会知道,在蓦然回首的刹那,没有怨恨的青春才会了无遗憾,如山岗上那轮静静的满月。

席慕容还说:

我一直相信,世间应该有这样的一种爱情:绝对的宽容、绝对的真挚、绝对的无怨和绝对的美丽。假如我能享有这样的爱,那么,就让我的诗来作它的证明。假如在世间实在无法找到这样的爱,那么,就让它永远地存在我的诗里,我的心中。

希望这样的爱情永远存在于世间每个人的心中!

▶▶▶（2）亲情篇

在所有的亲情中,对父母我们是要宽容、豁达的,父母养育了我们,没有他们,就没有我们,这是我们中华民族的传统美德。

蔡姨一直以家庭为重,但与婆婆关系紧张,她一直将女儿当做出气筒,并常将自己的意愿强加于女儿,与女儿在一起的几乎所有时光都是教训、责骂、诋毁女儿,女儿成年、成家后仍未有改变,女儿很怕见她,但也非常感恩妈妈的十月怀胎之情,每次跟妈妈在一起都要宽容她的无理教训、责骂、诋毁,她跟闺蜜直言,对奶奶是发自内心的爱,对妈妈则只有责任心,与跟奶奶的感情很不同,如果要天天跟妈妈在一起,真的很难受。

篆姨与很多中国家长一样,认为自己生下女儿,就可以对女儿为所欲为,以为这是天经地义的,自己永远是对的。女儿虽然一直宽容母亲,并时时告诫自己应尽的责任,但根本无法感受到妈妈的爱,也无法像对慈爱的奶奶一样对妈妈自然萌发出心底的爱与依恋。

很多中国家长习惯把自己的意愿强加于子女,所以他们常用"乖"来形容好孩子,而孩子应该孝顺父母。西方文化则认为每个人都是独立的个体,并不强调"孝顺";父母把孩子生下来,就有责任和义务把孩子养育到成年,18岁后孩子独立生活,父母不必继续养育孩子,并应该尊重孩子的自由。而孩子成年后对父母的义务最重要的是给予他们情感支持,关心其健康与财务状况等,并及时给予帮助,但与父母也是相对独立的。西方文化并不要求儿女必须与父母同住,西方人三代、四代、五代同堂者极少见,他们崇尚自由,多见的是每个小家庭各自分开住,如爷爷奶奶是一个小家庭,爸爸妈妈是一个小家庭,成年孙辈各自独立居住,每到节日,就大家庭团聚,其乐融融。其实这是减少家庭矛盾的一种很好的生活模式。

姚老中年离婚,一个男人将4个女儿拉扯成人,他对女儿们要求非常严格,他认为女儿们错了,就会以打、骂作为惩罚。他对大女儿和小女儿经济资助较多,而对二女儿和三女儿几乎没有经济资助。他的二女儿、三女儿都在西方国家生活,受西方思想影响。他晚年则常到二女儿和三女儿家过日子,二女儿直接对他说不乐意,他非常伤心。

父母与子女相处,彼此都要以相互能接受的方法沟通和互动,否则虽然"血浓于水",也很难有和谐幸福的关系,这确实需要宽容、豁达。就如湖南武冈山寺联所题一样:"肚肠宽肥容世界,大大大;心肺冷静笑人生,哈哈哈!"

▶▶▶(3)其他篇

我们除了爱情、亲情以外,还有很多千丝万缕的人际关系,如朋友、同事、室友、同学、师生、合作伙伴、职场对手、邻居、买家与卖家、主客关系等等,如果这些人际关系处理不恰当,也会影响我们的生活质量。

豁达地处理人际关系可应用下列方法:①"自己人效应(insider effect)",即在人际关系中找到共同点,在行为中凸显关心和爱护,并强调人与人之间的平等关系。是"自己人",则一切都好办得多了,关系也亲切多了。②互惠规范(reciprocity norm),当某人为自己做了一些事情,自己也应该为他做一些事。也就是说,投之以桃,报之以李。③换位思考,站在对方的位置上思考问题。④隐恶扬善,随时注意和赞扬别人的优点,包容别人的缺点,让彼此都感到轻松愉悦。⑤人际交往的广度、深度、频率要适当,不要难为别人,也不要难为自己。⑥讲究交往的语言艺术,处处表现出对对方的尊重和耐心。⑦注意在交往中的一些细节,如避免探听对方的隐私;要善于表扬和赞美朋友,也要及时和善意指出朋友的缺点,"没有赞扬的友谊是暗淡无华的,没有劝导的友情也将是虚而不实的"。从下面实例中我们可以领略到上述观点方法的精髓。

有一个杂货店的老板娘,客人来买东西时,她总是尽力给客人挑好的,如卖核桃,她会为客人一个个核桃地挑,她认为不够好的就放下为客人另挑好的,客人们都认为她很为自己着想,每次要买核桃就到她店里买,她的生意自然就比别的店好。

一个简单的动作,表达了为别人着想的温情,对别人好,就是对自己好!

古代有位老禅师,一日晚间在寺院里散步,突见墙角边有一张椅子,他一看便知有位出家人违犯寺规越墙出去溜达了。老禅师也不声张,走到墙边,移开椅子,就地而蹲。少顷,果真有一个小和尚翻墙而入,黑暗中踩着老禅师的背脊跳进了院子。当他双脚着地时,才发觉刚才踏的不是椅子,而是自己的师傅。小和尚顿时惊慌失措,张口结舌。但出乎小和尚意料的是,师傅并没有厉声责备他,只是以平静的语调说:"夜深天凉,快去多穿一件衣裳。"

这是一种宽容而无声的教育,彼此没有发生任何冲突,徒弟不是被他的错误惩罚了,而是被教育了。

换位思考也可以帮助我们达到对人与对己豁达、宽容的平衡。

一个男人非常羡慕他的老婆能整天待在家里，他厌倦了每天出门辛苦地奔波工作，他希望老婆能明白他每天是如何在外打拼的。于是他向上帝祈祷：全能的主啊，我每天在外工作整整8小时，而我的老婆却仅仅是待在屋里。我要让她知道，我是怎么过的，求你让我和她的躯体调换一天吧。上帝满足了他的愿望。第二天一早，他醒来，当然，是作为一个女人。他起床，为他的另一半准备早点，叫醒孩子们，为他们穿上校服，喂早餐，装好他们的午餐，然后开车送他们去学校。之后他回到家，挑出需要干洗的衣物，送到干洗店，回来的路上还顺路去了银行，然后去超市采购，回到家，放下东西，缴清账单、结算支票本。当他打扫了猫盒，给狗洗完澡，已经是下午一点了。他匆忙地整理床铺，洗衣服，给地毯吸尘，擦洗厨房的地板。接着，他冲往学校去接孩子们，回来的路上还同他们争论了一番。他准备好点心和牛奶，督促孩子们做功课，然后架起烫衣板，一边忙着，一边看会儿电视。四点半的时候，他开始削土豆，清洗蔬菜做沙拉，给猪排粘上面包屑，剥开那些新鲜的豆子，准备晚餐。吃完晚饭，他开始收拾厨房，打开洗碗机，叠好洗干净的衣物，给孩子们洗澡，送他们上床。晚上九点，他已经撑不住了，然而，他的每日例行工作还没结束。他爬上床，在那里，还有人期待着他，他必须，而且不能有任何抱怨。第二天一早，他一醒来就跪在床边，向上帝祈求："主啊，我真不知道自己是怎么想的，我怎么会傻到嫉妒我老婆能成天呆在家里？求你，哦，求求你，让我们换回来吧！"上帝回答他："我的孩子，我想你已经吃到苦头了，我会很高兴让一切恢复原来的样子。但是……你不得不再等上九个月，昨晚，你怀孕了……"

在工作中对人的豁达有时候不容易拿捏，我们讨论一下以下案例，提出各自的观点：

小林在学生时代是一个工作认真负责的人，受其老师欣赏，被推荐到一个她自己选择的单位。到了新单位后，小林遇到大多数新人碰到的问题，如辛苦工作，但收入相对低微，感到不受重视和受到排斥等等，不久家里还接连出了一些家人重病、病故等不幸的事，她也接连出现重要工作忘记到场、严重迟到、工作不认真导致了不良后果等严重工作事故，任何一次事故都足以令她无法转正为正式职工，甚至失去工作。

她应该受到包容吗？如何平衡她的利益与因她的错误为别人带来的麻烦和损失？

我们处理事情时无非考虑人情、法律制度、合理性，如何豁达、宽容得合情合理？

我们在为人处世时，凡事尽量给彼此留有余地，避免"同归于尽"。

古希腊神话里有这样一个传说：太阳神阿波罗的儿子法厄同驾起装饰豪华的太阳车横冲直撞，恣意驰骋。当他来到一处悬崖峭壁上时，恰好与月亮车相遇。月亮车正欲掉头退回时，法厄同倚仗太阳车辕粗力大的优势，一直逼到月亮车的尾部，不给对方留下一点回旋的余地。

正当法厄同看着难以自保的月亮车幸灾乐祸时，他自己的太阳车也走到了绝路上，连掉转车头的余地都没有了。向前进一步是危险，向后退一步是灾难，终于万般无奈地葬身火海。

五、如何做到进取豁达？

1. 建立完善的生存基础

人性最基本的需求是生存，无法生存，其他的一切都是空的。陶渊明可以"不为五斗米折腰"，那是因为他有能力这样做，当一个人没有"五斗米"就面临饿死时，可能只好对自己说："大丈夫能屈能伸！"

要努力、进取地为自己创造一个适合自己生存，自己认为是幸福、快乐的环境。

谋生能力是最重要的基础。

人类发展的历史是不断进取的历史，个人要实现理想，要美梦成真，也必须不断进取。我们将"进取"定义为：具备积极乐观的心态，有改变不良现状的意图并倾向于将这种意图付诸行动。

从前，有一位爱民如子的国王，在他的英明领导下，人民丰衣足食，安居乐业。深谋远虑的国王却担心当他死后，人民是不是也能过着幸福的日子，于是他招集了国内的有识之士，命令他们找一个能确保人民生活幸福的永世法则。

三个月后，这班学者把三本六寸厚的帛书呈上给国王说："国王陛下，天下的知识都汇集在这三本书内。只要人民读完它，就能确保他们的生活无忧了。"国王不以为然，因为他认为人民不会都花那么多时间来看书。所以他命令这班学者继续钻研，两个月内，学者们把三本书简化成一本。国王还是不满意，再一个月后，学者们把一张纸呈上给国王，国王看后非常满意地说："很好，只要我的人民日后都真正奉行这宝贵的智慧，我相信他们一定能过上富裕幸福的生活。"说完后便重重地奖赏了这班学者。

这张纸上只写了一句话：天下没有免费的午餐。

人要善于发现自己的优点，培养自己的生存技能，将其发挥到极致，则不但可以有幸福的生活，还可以获得意想不到的成功！

19世纪，有一位从乡下来到首都巴黎的法国青年，他饥寒交迫，穷困潦倒，无以为生。他来巴黎之前，父亲告诉他，万不得已，可以去找自己昔日的一位朋友，依靠朋友现在的声望和地位，应该能够帮他找一份工作，以便使他在这个繁华的大都市中站住脚。于是，他在碰壁了几次之后，就去拜访了父亲的朋友。寒暄之后，父亲的朋友问他："年轻人，你有什么特长呢？数学怎么样？"青年羞涩地摇摇头。"历史、地理怎么样？"青年还是不好意思地摇摇头。"那么法律或别的学科呢？"青年再一次窘迫地垂下了头。"会计怎么样……"面对父亲的朋友的接连发问，青年能够作出的回答都只是不停地摇头，他很难为情地告诉对方——自己一无所长，连一点儿优点也找不出来。为此青年十分窘迫，甚至开始后悔今天的拜访了。父亲的朋友却似乎显得很有耐心，一点也没有嘲笑他的意思。他对青年说："那你先把你的住址写下来吧，你是我老朋友的孩子，我总得帮你找一份差事做呀。"青年的脸涨得通红，羞愧地写下了自己的住址，就急忙想离开，可是他却被父亲的朋友一把拦住了。他说："年轻人，你的字写得很漂亮嘛，这就是你的优点啊，你怎么没有提到呢？你不该只满足于找一份糊口的工作。"字写得好也算一个优点？青年疑惑地看着父亲的朋友，但他很快在老人的眼里看到了肯定的答案。告辞之后，青年走在路上就想：既然他说我的字写得很漂亮，可见我的字真是很漂亮；我的字漂亮，写文章也是我曾经努力的方向，中学时我的作文还被老师赞赏过，那么我肯定也能把文章写得很漂亮……受到初步肯定和鼓励的青年，开始把自己的优点一一罗列出来，并放大开来。他一边走一边想，兴奋得脚步都轻松起来。从此，这个青年开始发奋向上，刻苦学习。数年后，他就写出了一部享誉世界的经典作品。知道吗？他就是家喻户晓的法国著名作家大仲马。他的小说《三个火枪手》和《基督山伯爵》流传至今，已被誉为世界文学史上的经典之作。

当然，要想发现自身的优势，首先要做到对自我价值的肯定，这不但有助于我们在工作中保持一种正面的思考,也会激发我们内在的精神力量。而这份力量必须加以训练和引导,才会使我们在工作中的表现发挥到极致。"自己才是救世主!"人总要学着自己长大,学着让自己的翅膀越来越有力。小时候,我们依赖父母,过着衣来伸手、饭来张口的生活;上学了,我们依赖着老师和同学,喜欢随大流,从不自己做决定,总认为独立是明天的事情,等明天再说。但哪天才是真正的"明天"? 在任何时候要清楚地认识到:自己才是救世主,靠别人不如靠自己!

要把自己的谋生能力发挥到极致并成就事业的成功,必须了解和发展发挥自己的核心优势。

所谓"核心优势",就是指一个人突出的、优于别人的综合能力或竞争力,包括天赋和后天培养的综合能力。了解自己的核心优势,做事能事半功倍,容易达到理想状态。

卡莱尔说:"发现自己天赋所在的人是幸运的,他不再需要其他的福佑。他有了自己的职业,也就有了一生的归宿;他找到自己的目标,并将执著地追寻这一目标,奋力向前。"莫里哀和伏尔泰一开始都是失败的律师,但后来,前者成了杰出的文学家,后者成了伟大的启蒙思想家。

有一则哲学家与船夫之间的对话,也很能说明这个道理。

哲学家问船夫:"你懂哲学吗?"

"不懂。"船夫回答。

"那你至少失去了一半的生命。"哲学家说。

"你懂数学吗?"哲学家又问。

"不懂。"船夫回答。

"那你失去了百分之八十的生命。"

突然,一个巨浪把船打翻了,哲学家和船夫都掉到了水里。看着哲学家在水中胡乱挣扎,船夫问哲学家:"你会游泳吗?"

"不会。"哲学家回答。

"那你将失去整个生命。"船夫说。

哲学家和船夫都有其各自的核心竞争力,只是场合不同、表现方式不同而已。我们应该在适当的场合适当地发挥和展现自己的核心优势,使自己的人生更睿智，并达到最高层次的享受。

当然，建立良好的生存基础，还包括不断适当地积累赖以生存的其他资源，比如财富等。

2. 筑造多根支撑人生的支柱

某大三女生，21岁，因男友提出分手并再也联系不上，到天台欲跳楼自杀被救，在病房里，她对心理医生说："我真的不想活了，我很爱他，他也很爱我，我们是天生一对，他为什么要跟我分手？没有他，我真的活不下去了。"

显然，这个女孩把她的男朋友当作支撑她人生的唯一支柱，男朋友离开她，再也找不到了，她的人生支柱倒塌了，没有支撑，她选择结束人生。

人生可能会有很多挫折与磨难，甚至绝境、险象，我们必须拥有多根支撑人生的支柱，在某一根甚至某几根支柱倒塌时，我们的人生依然有所支撑，永远不会倒塌下去。

我们常常把爱情、家庭、事业、财富作为我们的人生支柱，若人生只有几根支柱，当它们都倒塌时，人就会随之倒塌下来，也许自觉完全没有幸福可言，也许会出现心身障碍，也许会走上绝路。

2014年在国内热播的电视剧《离婚律师》中，描述了苗锦绣与董大海的爱情与婚姻故事。董大海的"小三"罗美媛怀孕了，董大海要与发妻苗锦绣离婚，离婚律师罗鹂为他们策划举办了盛大的离婚典礼，苗锦绣在典礼上含着泪回忆了与董大海在一起生活的点点滴滴：以前她和大海过得很苦，大海伤了腿，她干翻译，熬一通宵挣的钱，还不够大海一个小时的治疗费。大海向她承诺，以后她只要待在家里，做好董太太就行，养家的事情全交给他。大海已经实现了他的承诺，但是他们再也不能在一起了。她说："我没有事业，没有丈夫，没有爱，只有钱，我一点儿也不幸福。"

如果我们的人生有很多强有力的支柱支撑，那么，退一万步，我们就算没有爱情、没有婚姻、没有家庭、没有事业，一个人也可以开心快乐地生活，一个人的家也可以温馨、幸福！这就是豁达人生！

人生的支柱其实应该包括基础支柱、主要支柱、重要支柱、扶持支柱。

▶▶▶（1）基础支柱：自爱与自信、赖以生存的能力、心身健康——不可或缺

自爱与自信、赖以生存的基本能力、心身健康是基础支柱，是人生不可或缺的支柱，这些基础支柱可以帮助我们渡过与跨越任何艰难困苦、蹉跎挫折、绝境险象。也许有人让你倾家荡产、家破人亡、遍体鳞伤、奄奄一息，只要自爱、自信、有能力，就可以重新站起来，重建家园！

某大二男生，20岁，在高中时成绩出众，自认为是考北大、清大的料子，他自恃很高，说话喜欢用四个字的成语。但高考成绩出来后发现，他只能选择一个非常普通的二本高校就读，他非常沮丧。入学时间到了，他想："像我这样考北大、清大的料子，到了那个学校，一定是'鹤立鸡群'了！"于是，他信心满满地去报到了。在那个学校待了不到一个月，他发现自己其实属于"鸡"而并不属于"鹤"的层次，他再次受到重创。一个月后的某天晚上自修时，他遇到一位师姐，这位师姐给他阴霾的心情带来了灿烂的阳光！从此，他每天都盼着晚自修的到来，盼望与师姐相见。他们谈人生、谈学习、谈时事……快乐的日子过得真快！一个多月飞逝了，他想："师姐和我一样优秀，我们郎才女貌，是天造地设的一对！虽然她是师姐，但毕竟是女孩子，我们之间的这张纸还是让我来捅破吧！"他选了一个月圆之夜，准备了美丽浪漫的求爱语，向师姐表白，他还是幻想着当他一说，师姐会马上很动情，他们会热烈地拥抱在一起。可是出乎他意料之外，他表白后，师姐对他说："你很优秀，你应该找更优秀的女孩。我一直把你当成弟弟，我早就有男朋友了，我男朋友在另外的城市上学。"这如晴天霹雳！他当天晚上就没有回宿舍睡觉了，翌日也没有上课，同学老师担心他出事，到他有可能去的所有地方去找他，终于在白云山脚的一个垃圾桶旁找到了他。原来他当晚就上了白云山，他想："命运在捉弄我！明明应该考北大、清大的，却考了个破学校，在这个破学校里自己还不算出色，好不容易遇到志同道合的师姐，没想到人家早有男朋友了。天不想让我活啊！我还活着干什么？我跳下去算了！"但在跳之前的刹那，他又想："我

实在太优秀了，跳下去不是很可惜？"于是，决定不跳了，下山后还没想通，随便坐下，没想到是坐在垃圾桶旁，被寻找他的同学发现了。

有时候，甚至某种自恋也可以让自杀企图者避免实施自杀行为。纵观众多自杀的案例，自杀的常见原因或诱因可概括为：失恋、失婚、欠债、重病、事业失败、公司倒闭等等，自杀者在实施自杀时已毫无自爱与自信可言，若他们还有一丝自爱与自信，一定不忍结束自己的生命，求生是人与生俱来的本能。

自爱与自信让人极其珍惜自己的生命和人生，试想，自己都不爱自己的人，如何让别人爱你？我们无法控制别人是否真正爱我们，因此我们要真心诚意地、聪明睿智地爱自己！这是我们可以控制、可以做到的！然而，人生最基本的需求是生存，因此，赖以生存的能力是人生不可或缺的能力，而保持心身健康，才有可能发挥这种能力，没有这种能力和心身健康状态，自信和自爱将会随着挫折、困境、打击、压力、刺激等的侵袭而逐渐消减。

可见，自爱与自信、赖以生存的基本能力是人生不可或缺的基础支柱。

某明星L，一位家喻户晓的名女人，她的名言"做人难，做女人难，做名女人更难，做单身的名女人难乎其难"也家喻户晓。这些年她开创了太多的先例，从当初成为"影视一姐"到"亿万富姐"，到后来逃税入狱事件，在狱中待了一年多，可以说经受了磨难，直至她的东山再起，耀眼作品频频问世。近年网上不断传有L的美艳照片，她身上的标签又多了一个"不老神话"。有人骂她，有人美慕她，但是不可否认她始终是个闯入者，也许没有引领风潮却总是在打破常规。她始终渴望婚姻，也畏惧婚姻，传说她有很多恋情、四段婚姻，充分展现了人类爱情的复杂、多变、无常，在她58岁时，与迷恋了她30年的富商喜结连理，在婚纱照里的她如少女般娇嫩可人！

很多女星都钦佩她。某张姓女星在接受采访的时候曾说自己不会跨越太大年龄接戏，因为太难做到，她说娱乐圈只有一个L！现今的娱乐圈多了很多富豪女星，更有女星放出豪言"我不嫁豪门，我就是豪门！"，在这些先锋派的女星身上我们都能看到L的影子。

L身边的人总是来了又走，换了一波又一波，只有她一直大步前行。

她的心始终向着更远的地方,也许就像她自己所说的,她一直践行着那句话:"不是只有男人才能征服世界",她一直在展现自己与众不同的魅力,用心征服世界。

有关L的故事我们只能从各种媒体获得,无法肯定其真实程度,总的来说,L的人生经历可谓大起大落,跌宕无常。然而她始终自爱、自信、自强、自立,在各方面都不断进取,在她的脸上似乎看不到岁月与磨难的痕迹,说明她豁达乐观,对生活、事业、爱情始终充满了热情,起码现在,她仍是一个貌美如花、事业成功、爱情幸福、令人羡慕的名女人!

▶▶▶(2) 主要支柱:爱情、家庭、工作、事业、财富——公认的人生支柱、幸福指标

爱情、家庭、工作、事业、财富是人生的主要支柱,有心理学家把爱情、家庭、工作称为幸福感的三大来源。确实,普罗大众也把这三方面作为评价一个人是否幸福与成功的指标,而事业与财富常常被人归入工作一类,绝大多数人认为,没有爱情、家庭、工作、事业、财富,就是失败的人生。

某青年在其29岁时认为自己在国内不会有前途,他从同行前辈的身上仿佛看到了20年后的自己,他不愿过那样的人生。于是,他离开心爱的女孩,远渡重洋,到大洋彼岸去闯荡人生,发展事业,实现美梦。然而,一个人离乡背井,世态炎凉,蹉跎和艰辛不言而喻,不断地努力、不断地失败。他曾经无比彷徨,不知道路该如何走下去,也不知道自己能走多远,他每天工作十多个小时,两条腿满是疤痕……终于,上天怜悯他十多年的艰苦和奋斗,给了他机会走向成功,他在异国他乡成为一位非常成功的商人。他千辛万苦联系到了当年他心爱的女孩,说:"当我听到你的声音,我一晚未睡","你是我一生唯一所爱,你在我心里的地位永远无人可替代,沉沦奋发皆为你","离开了你,我就没有了家……","这段时间是我十多年来活得最充实、也是最高兴的……每天下班查看你的早安,起床找你的晚安","十多年了,我一直活在梦里,梦里有你,有我们在一起的十年,有你被我气哭的样子……""我梦想着今生还能陪伴你,拉着你的手一直走下去……梦想着我们百年后能合葬","今年我们有个约会,我们可以相

见！就是这个梦一直支持、支撑着我……""我怕梦醒的一天，我怕自己不能面对，我怕自己跨不过去，如果是梦，我还是不要梦醒的一天，没有你在我的梦里，我一天都过不下去……"

一般我们认为，爱情、家庭对女性的支撑作用较大，但看到上面这位年近半百的成功商人的真情告白，我们不得不承认爱情和家庭对男性的支柱作用同样是巨大的！当然，工作、事业、财富也让他引以为傲，也对他起了主要的支柱作用，有一个事实我们没有忽略，在他认为自己还没有成功之前，他还没有千辛万苦寻找心上人。

毋需置疑，爱情、家庭、工作、事业、财富是公认的人生支柱、幸福指标，用心建立、好好维护、不断发展这几根人生的主要支柱，我们将会感受到更成功、更幸福！

▶▶▶ (3) 重要支柱：社会支持网络、亲情、友情——救命资源

一个人、一个家庭的力量有时候可能不足以应对一些重大的灾难，比如重病需要天价医药费、天灾人祸等等，此时，社会支持系统网络、家族亲戚亲情、朋友友情的帮助就显得非常重要了。社会支持系统网络包括社会福利，如医疗、教育保障体系、经济救援体系等等，有研究显示，社会支持保障系统较好的国家，国民的心身健康水平较高，寿命也较长。

亲情、友情是需要我们进取豁达地去培养和保持的，与人为善、乐于助人、有合作精神和豁达宽容之心的人会拥有更多、更好的亲情和友情。下面《鱼竿和鱼》的故事生动地说明了这个道理：

从前，有两个饥饿的人得到了上帝的恩赐：一根鱼竿和一篓鲜活硕大的鱼。其中，一个人要了一篓鱼，另一个人要了一根鱼竿。

得到鱼的人走了没几步便用树枝搭起篝火煮起了鱼。他狼吞虎咽，还没有好好品出鲜鱼的肉香，一会儿，连鱼带汤就被他一扫而光。没过几天，他再也得不到新的食物，终于饿死在空空的鱼篓旁边。另一个人则提着鱼竿继续忍饥挨饿，一步步艰难地向海边走去，准备用鱼竿自救，可是，当他已经看到不远处那片蔚蓝色的海水时，他浑身的最后一点力气也使

完了，他也只能眼巴巴地带着无尽的遗憾撒手人间。

上帝摇了摇头，决定再发一次慈悲。于是，又有两个饥饿的人同样得到了上帝恩赐的一根鱼竿和一篓鲜活硕大的鱼。这次，这两个人并没有各奔东西，而是商定互相协作，一起去找寻大海。一路上，他们饿了时每次只煮一条鱼充饥，以有限的食物维持他们遥远的行程，终于，经过艰苦的跋涉，在吃光最后一条鱼的时候，他们到达了海边。从此，两人开始了捕鱼为生的日子，每天都能吃饱了。

几年后，他们盖起了房子，有了各自的家庭、子女，有了自己建造的渔船，过上了幸福安康的生活。

几十年后，他们居住的海边发展成了一个村落，村里人都继承了两位创业者留下的传统，互相协作，互相帮助，取长补短，共同发展，渔村呈现出一片欣欣向荣的景象。

上帝看到了这一幕，终于欣慰地笑了。

在人类社会中，任何人都不可能离开群体而独自生存，因为个人的资源毕竟是有限的，每个人都有机会需要别人的帮助，没有人可以做到"屋顶开门，灶炕打井"，万事不求人；所以，豁达相处，同心协力，共同进取，一起开创的未来更加令人神往！

▶▶▶（4）扶持支柱：兴趣、爱好——精彩人生的基石

兴趣、爱好可以说是我们人生的扶持支柱，当其他支柱都倒下时，这些支柱可以帮助我们支撑人生，渡过难关，让其他支柱慢慢重新伫立。

刘姨原来有一个非常幸福美满的家庭，她已退休，与先生一生都很恩爱，有一个儿子，很有出息。一天，儿子到外地出差，出了车祸不幸去世。儿子去世后，刘姨非常痛苦，几乎天天以泪洗脸，她的先生虽然也很痛苦，但仍负起了帮助她康复的责任，非常细心地照顾她，每天傍晚陪她散步，可是某天在散步时，她发现先生不见了，她往回找，发现先生已倒在地上，送到医院后抢救无效而去世。她在短短两周内失去了最亲的亲人，无法承受，出现了严重的抑郁症状，对生活失去了希望，不得不住院治疗。出院后回到家里觉得空荡荡的，睹物思人，情绪难以恢复。心理医生了解了

她的爱好,她很喜欢种花养花,于是医生让她简单地重新装修房子,改变创伤环境,并鼓励她种花养花。看着花儿慢慢成长、开花、越变越美,她的心情也逐渐好转起来,后来她还发展兴趣爱好,白天在老人大学学习《健康教育》和唱歌,晚上和小区的大妈们一起跳广场舞,把生活安排的非常充实,心情和身体都好起来,恢复了对生活的热爱。

有了丰富多彩的人生支柱,我们就可以欣然接纳与理解人生的不完美,当人生有某方面甚至某几方面缺失时,我们依然屹立不倒,并可以微笑着对自己说:"我的人生是精彩的!""我的人生演绎了不少美梦成真的真实故事!""我不枉此生!"

3. 习惯进取豁达的思维方式

若我们能习惯进取豁达的思维方式,真正做到进取而豁达,我们即可感受到发自心底的闲适、淡逸、澄澈、恬静,旷放洒脱,动静无违。

佛家提倡"无欲无求",凡夫俗子也有认为"人到无求品自高",但凡夫俗子甚至佛家弟子也很难达到这种境界。我们认为,若绝对达到了这种境界,人就变得没有感情了,如精神科的其中一种情感障碍:"情感平淡"。我们主张既进取,又豁达。

有的人倾向于习惯豁达的思维方式,有的人习惯进取的思维方式,却很少有人习惯进取与豁达平衡适当的思维方式。

▶▶▶(1) 拓展对事物的评价角度和广度

要点:①理解事物的多面性和宽广性。②理解事物的辩证关系。③理解事物的恒久定律——不断变化。下面的这些小故事,都可以帮助我们全方位地理解事物和现实。

哭婆的故事

有一位绰号"哭婆"的老婆婆,下雨她哭,天晴她也哭。

一位禅师看到她,就问她为什么而哭。她说:"我有两个女儿,大女儿嫁给了卖鞋的,小女儿嫁给了卖伞的。天晴时,我就想到卖伞的女儿一定

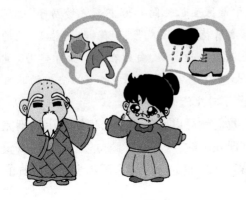

没法过日子；下雨时，我就想到大女儿的鞋一定卖不出去。因此我天天为她们流眼泪。"禅师听罢就开导她说："你不妨这样想，天晴时，大女儿的鞋店生意一定很好；下雨时，小女儿的伞一定畅销。这样，无论晴天、雨天，你们家都有好生意！"老太婆一想，"对啊，为什么我从来没这样想过呢?"从此，"哭婆"无论是天晴还是下雨总是笑嘻嘻的。

故事摘自《中国佛门大智慧》

感悟和启发：

第一，豁达而全面地、多角度地看问题。

禅师并没有改变事实，但他教会"哭婆"从不同的角度看问题，同一件事，往往同时存在好与不好的方面，豁达乐观者看到其好的一面，因此总是愉悦快乐；而焦虑悲观者总看到其不好的一面，所以总是愁眉苦脸。

第二，进取努力地、多角度地解决问题。

如果两个女儿有进取精神、够睿智，她们还有可能将现实变得更美好，做到真正的无论晴天、雨天，生意都兴隆！比如大女儿雨天可以卖雨鞋，小女儿晴天可以卖遮阳伞；或者姐妹合作，分享货源等等。

第三，分析与解决自己及周围发生的现实问题。

认真想想，发生在自己身上或身边有没有类似禅师、"哭婆"和她的女儿们的事情？自己是怎么解决的？怎么让这个故事和哲理帮助自己更好地解决问题，使自己生活得更愉悦？

秀才的梦

有位秀才进京赶考，考试前两天他做了三个梦：第一个梦是梦到自己在墙上种白菜；第二个梦是下雨天，他戴了斗笠还打伞；第三个梦是跟心爱的表妹背靠着背躺在一起。

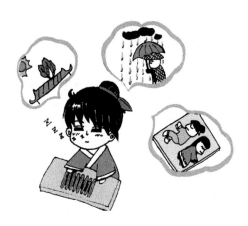

于是书生就到市场找神算子。算命的一听，连拍大腿说："你还是回家吧。你想想，高墙上种菜不是白费劲吗？戴斗笠打伞不是多此一举吗？跟表妹都躺在一张床上了，却背靠背，不是没戏吗？"

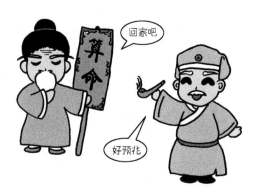

秀才把梦境告诉了掌柜。掌柜乐了："墙上种菜不就是高种（中）吗？戴斗笠打伞不就是说明有备无患吗？跟表妹背靠背躺在床上，不就是说明翻身的时候就要到了吗？"

感悟和启发：

第一，豁达而全面地、多方位地看问题。

同一件事,用不同的思维方式去理解,便会得出不同的结论。我们看待每一件事,都要豁达地看,拓宽理解面,多方位、多角度地分析,要善于发现希望、光明,这样我们才能拥有平静愉悦的心态。

第二,进取努力地、多方位地解决问题。

听了神算子的解释,认为这个梦是一个警告,说明不好好备考的话结局肯定就是梦里所见的,因此要马上行动,加倍努力。

而他听了掌柜的话,认为很有道理,精神为之一振,以积极的心态继续复习,准备考试。

第三,分析与解决自己及周围发生的现实问题。

认真想想,在自己身上或身边有没有发生类似书生、神算子、掌柜的事情? 自己是怎么解决的? 这个故事和哲理能否帮助自己更好地解决问题,使自己生活得更愉悦?

国 王 的 梦

从前,有一位国王,梦见山倒了,水枯了,花也谢了。

王后解梦。王后说:"大势不好,山倒了指江山要倒;水枯了指民众离心,君是舟,民是水,水枯了,舟也不能行了;花谢了指好景不长了。"

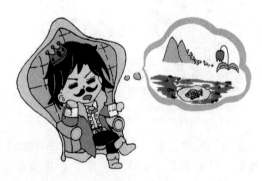

国王马上召见大臣,说出他的梦境。

大臣听了笑着说:"山倒了指从此天下太平;水枯指真龙现身,国王是真龙天子啊;花谢了,花谢见果子呀! 这是好兆头。"

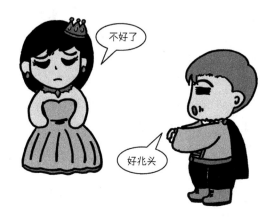

故事改编自《生活禅》

感悟与启迪：

第一，豁达全面地、辩证地看问题。

同样的事情，可以有很多不同的解释，豁达乐观的解释让人欢欣鼓舞、激情荡漾；而消极悲观的解释可使人紧张焦虑、情绪低落。

不同的解释可导致不同的行为，进而导致不同的结果。

第二，进取努力地、辩证地解决问题。

故事中，国王听了王后的解释，认为这个梦是对自己的一个警示，应当勤阅治国安邦的书籍，以史为鉴，广纳言路，提拔贤才，更加用心、睿智地治理国家。

而国王听了大臣的解释，心情一下子轻松了不少，认为自己应该更加努力上进，让国家变得更加国富民安。

第三，分析与解决自己及周围发生的现实问题。

再想想，在自己身上或身边有没有发生类似故事中国王那样的事情？自己是怎么解决的？这个故事和哲理能否帮助自己更好地解决问题，使自己生活得更愉悦？试试去行动。

拓 宽 心 径

有一家牙膏厂，产品优良，包装精美，受到顾客的喜爱，营业额连续10年递增，每年的增长率在10%～20%。可到了第11年，业绩停滞下来，以后两年也如此。公司召开高级会议,商讨对策。会议中,公司总裁许诺说:谁能想出解决问题的办法,让公司的业绩增长,重奖 10 万元。有位年轻经理站起来,递给总裁一张纸条,总裁看完后,马上签了一张 10 万元的支票给了这位经理。那张纸条上写着:将现在牙膏开口扩大 1 毫米。消费者每天早晨挤出同样长度的牙膏,开口扩大了 1 毫米,每个消费者就多用 1 毫米宽的牙膏,每天的消费量将多出多少呢! 公司立即更改包装。第 14 年,公司的营业额增加了 32%。

感悟与启迪:

面对生活中的变化,我们常常习惯"定势思维",即用过去的固定了的方法进行思维,或称为"自动思维"。其实只要我们把心径扩大 1 毫米,就会看到生活中的变化都有它积极的一面,充满了机遇和挑战;对自己、对别人拓宽 1 毫米心径,生活就充满了快乐!

白纸上的黑点

有一位婚后不久的女子回到娘家,一进门就哭哭啼啼,向父母直抱怨,历数自己丈夫的不是。母亲听了愤愤不平,而父亲却不以为然,他拿出一张白纸,在上面点了一个黑点,然后拿着纸问女儿:"你看上面是什么?"女儿不假思索地说:"这还用问,不就是一个黑点儿吗?"父亲又说道:"你再仔细看看。"女儿不耐烦地说:"就是一个黑点!"父亲说:"难道除了小黑点,你就看不到这一大块白纸吗?"女儿听了若有所思,她终于明白了。从此以后,她不再在爹娘面前数落自己的丈夫,两口子的感情比以前好多了。

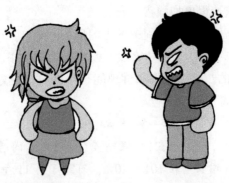

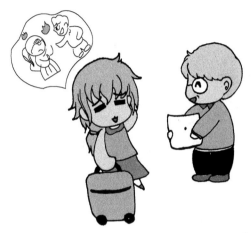

故事摘自《生活禅》

感悟与启迪：

第一，豁达全面地、点面结合地看问题。

看待同一个问题时，有的人看到问题的某一点，而有的人看到的是某一面，当我们用全面的、客观的眼光看待问题时，心情就会豁朗起来。

习惯全面看问题，行为模式也会逐渐变得豁达。

第二，进取努力地、点面结合地解决问题。

故事中，女儿听了父亲的话，回家跟丈夫好好商量，找出问题的根本原因，改善相处之道：世界上的事情不可能都完美地解决，我们要学会互相包容各自的小缺陷，并讨论相应的细节。

第三，分析与解决自己及周围发生的现实问题。

再想想，在自己身上或身边有没有发生类似故事中女儿那样的事情？自己是怎么解决的？这个故事和哲理能否帮助自己更好地解决问题，使自己生活得更愉悦？试试看。

庄子鼓盆而歌

惠施听说庄子的妻子死了，心里很难过。他和庄子也算是多年的朋友了，便急急忙忙向庄子家赶去，想对庄子表示一下哀悼之情。可是当他到达的时候，眼前的情景却使他大为惊讶。只见庄子岔开两腿，像个簸箕似地坐在地上，手中拿着一根木棍，面前放着一只瓦盆。

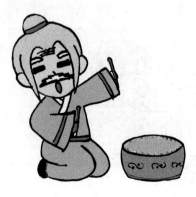

庄子就用那根木棍一边有节奏地敲着瓦盆,一边唱着歌。

惠施先是发愣发呆,继而渐渐生出不满,最后愤愤不平了。他怒气冲冲地走到庄子面前,庄子略略抬头看了他一眼,依旧敲盆、唱歌。惠施忍不住了:"庄子!尊夫人跟你一起生活了这么多年,为你养育子女,操持家务。现在她不幸去世,你不难过、不伤心、不流泪倒也罢了,竟然还要敲着瓦盆唱歌!你不觉得这样做太过分吗!"

庄子听了,这才缓缓地站起身。惠施朝他脸上一看,方才觉得自己刚才的话有点过火。怎么能说庄子一点也不伤悲呢?庄子的脸上显出一层淡淡的悲切,眼圈也红着。惠施不觉暗暗叹了口气:"这个庄周,

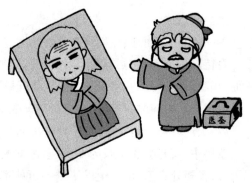

对什么都是淡淡的,以致总让人捉摸不透。"

庄子说:"惠兄,感谢您老远地跑来吊唁。其实,当妻子刚刚去世的时候,我何尝不难过得流泪!只是细细想来,妻子最初是没有生命的;不仅没有生命,而且也没有形体;不仅没有形体,而且也没有气息。在若有若无恍恍忽忽之间,那最原始的东西经过变化而产生气息,又经过变化而产生形体,又经过变化而产生生命。如今又变化为死,即没有生命。这种变化,就像春夏秋冬四季那样运行不止。现在她静静地安息在天地之间,而我却还要哭哭啼啼,这不是太不通达了吗?所以,我止住了哭泣。"

故事摘自《庄子》

感悟与启迪：

第一,豁达深刻地看待生死。

庄子之所以能够笑谈生死,是因为他悟出了生死的真谛,只是把生命视作一个自然的过程,生和死不过是一个形态的变化。只有真正解读了生命,才有可能正确地对待死亡。

面对生死都能如此,那还有什么不能豁达看待的呢?

第二,进取努力地、宽容乐观地解决问题。

从生死过程,总结与提炼如何活得更健康、更快乐、更高质量。

第三,分析与解决自己及周围发生的现实问题。

认真思考一下,假如类似庄子的事情发生在自己或自己身边的人身上,自己会怎么解决? 这个故事和哲理能否帮助自己更好地解决问题,使自己生活得更愉悦?

▶▶(2) 培养平衡能力

消尽尘虑,忘怀得失,我们就可以达到心理平衡、内心宁静,就如禅的最高境界一样:不着一物,尽得风流。然而绝大多数人很难做得到,于是,我们搜集和发明了各种各样方法帮助芸芸众生获得平衡,恢复心灵的安宁。

要点:①通过比较明白:世界上的每一个人都是比上不足,比下有余。②理解自身平衡:每一个人都有优越与遗憾之处。③理解取与舍、得与失的平衡。④理解平衡的动态性。⑤通过宣泄达到平衡。⑥理解世间一切的人与事,在总体上是平衡的。

塞翁失马　焉知祸福

战国时期有一位老人,名叫塞翁。他养了许多马,一天马群中忽然有一匹走失了。邻居们听到这事,都来安慰他不必太着急,年龄大了,多注意身体。塞翁见有人劝慰,笑笑说:"丢了一匹马损失不大,没准还会带来福气。"

邻居们听了塞翁的话,心里觉得好笑。马丢了,明明是件坏事,他却认为也许是好事,显然是自我安慰而已。可是过了没几天,丢的马不仅自动回家,还带回一匹骏马。

邻居们听说马自己回来了,非常佩服塞翁的预见,向塞翁道贺说:"还是您老有远见,马不仅没有丢,还带回一匹好马,真是福气呀。"

塞翁听了邻人的祝贺,反而一点高兴的样子都没有,忧虑地说:"白白得了一匹好马,不一定是什么福气,也许惹出什么麻烦来。"

邻居们以为他故作姿态,心里明明高兴,有意不说出来,纯属老年人的狡猾。塞翁有个独生子,非常喜欢骑马。他发现带回来的那匹马顾盼生姿、身长蹄大、嘶鸣嘹亮、膘悍神骏,一看就知道是匹好马。他每天都骑马出游,心中洋洋得意。

一天,他高兴得有些过火,打马飞奔,一个趔趄,从马背上跌下来,摔断了腿。邻居们听说,纷纷来慰问。

塞翁说:"没什么,腿摔断了却保住性命,或许是福气呢。"邻居们觉得他又在胡言乱语。他们想不出,摔断腿会带来什么福气。

不久,匈奴兵大举入侵,青年人被应征入伍,塞翁的儿子因为摔断了腿,不能去当兵。入伍的青年都战死了,唯有塞翁的儿子保全了性命。

塞翁明白祸福相依的道理。当别人只看见眼前的"祸"的一面(自动思维),他却想到了"福"的一面,换言之,别人只看到事物消极性,老人却能看到事物积极性。正是这种良好心态,才让他常有意外之喜,既得良马,又父子平安。在现实生活中,我们若能调整至像塞翁这种乐观的人生态度与不计暂时得失的向上精神,则心情就舒畅得多,生活也美妙得多了。

刘氏四兄弟的睿智取舍

《福布斯》中国富豪榜曾排名第一位、个人资产总计达到 83 亿元的希望集团刘氏兄弟,在最初创业时个个都不缺乏野心和雄心。与一般的创业者不同,刘氏兄弟一开始就悟透了"舍得"二字。

刘氏四兄弟刘永言、刘永行、刘永美、刘永好,本来都在国家企事业单位,都有一份好工作。老大刘永言在成都 906 计算机所工作,老二刘永行从事电子设备的设计维修,老三刘永美在县农业局当干部,最小的兄弟刘永好在省机械工业管理干部学校任教。他们没有像大多数有条件的创业者那样脚踏两只船,随时做着创业失败后洗脚上岸的准备。他们将自己置之死地而后生,所以能够勇往直前,从孵小鸡、养鹌鹑开始,根据实际情况随时扩张创业项目,一直发展到生产饲料、电子、房地产、金融和资本运作,多元经营,多管齐下,终成大业。尤为难能可贵的是,刘氏兄弟在家族企业做大以后,当兄弟之间在企业发展方向上意见相左时,能够平稳地进行产权分割,完成和平过渡,没有伤到企业元气,留下了企业进一步做大的空间。刘氏兄弟的第一桶金是孵小鸡所得 1 万元人民币,时间是 2 个月,投入之小以今天的眼光看基本上可以忽略不计。

取是一种能力,舍是一种智慧。睿智取舍,提高选择的准确性,才能享受美妙人生。

刘氏四兄弟在当时都有着很好的工作,如果他们满足于这些而不敢"舍",那恐怕就不可能有现在的成就了。

所谓"舍得",有"舍"才有"得"。没有勇气舍掉的人,是难于得到的。舍掉的勇气与得到的成功是成正比例关系的。

但是,我们也要非常清醒,"舍去"并不意味着肯定得到,所以,在决定舍弃之前,一定要认真、仔细地思考,要确定自己始终是"无悔"的,要确定这种舍弃是睿智的,是最适合自己的。"舍去"是需要豁达宽容的胸襟的,否则容易耿耿于怀,难以轻松、快乐。

对于得到的一切,好好珍惜,好好享受,当失去时,不必悲哀,应感恩曾得到,得到不是必然的,有"得"才有"失",得到后失去总比从未得到活得丰盛!

习惯以"得"评价一切属于加法评价法,"失"是因"得"而存在的,没有"得",何来"失"?

卢先生通过宣泄法获得了平衡

卢先生,47 岁,男性,某单位中层干部,自从女上司上任后,非常焦虑、紧张、抑郁,入睡困难,精神恍惚,状态委靡。他形容女上司非常强势,常常当众责骂他,而他虽然在此位置已多年,仍难以摸透女上司的喜好。他形容女上司今天认为正确的事,明天可以认为是错的,令他无所适从,他做的几乎所有事情女上司都不满意,每天上班他都战战兢兢,诚惶诚恐,如履薄冰,随时要忍受女上司的责骂甚至是当众责骂而不敢反抗,感到完全丧失了自尊。他开始厌恶上班,但是他所在单位是一个收入不错而且稳定的单位,自己也不算年轻,再换一个好单位、坐一个好位置也绝非易事,而又未到退休年龄,上有老,下有小……他只好求助于心理医生。心理医生给他做了多种心理治疗,他仍是"道理上明白",但实际上做不到,虽然借助药物改善了睡眠,但仍未从根本上解决上班给他带来的恐惧、害怕、焦虑、紧张和抑郁。

无奈,心理医生教给他一个"宣泄法",他可以选适当的地点和时间,假设女上司在场,虚拟反抗女上司,如他认为女上司是错的,他可以马上回击,用与女上司具有同等或更大杀伤力的言辞,直到自己的怨气得到宣泄和排解才告一段落。他把心理医生的方法发扬光大,做了一个女上司的假人,贴上其照片,每当上班时感到受辱时,回来就虚拟反击,严厉斥责女上司,为自己讨回公道和面子……过了两个星期,他对心理医生说,他现在可以微笑着对待女上司的责骂了,因为回去后他自己骂她骂得更有力甚至更恶毒、更多,有时竟然感到自己太过分了,觉得平衡了。他还不时与挨骂的同事沟通,互相支持,难受的感觉慢慢消失了。

每一个人都是比上不足、比下有余的,这一些无论是地位显赫、腰缠万贯、令人羡慕的人,还是普通"蚁民"都一样。

在现实生活中,"平等"只是相对的,非常豁达的人才能在不平等中理解体会到平等与平衡,当我们实在无法达到平衡时,适当的宣泄成为恢复平衡的重要方法之一。

现在国内开始出现别出心裁的"情感发泄吧"。与普通包房一样,里面摆放着沙发、电脑、衣架、茶具等物品,这些物品均明码标价,发泄者可随意摔砸屋里的任何物品。此外,发泄吧外还有专人监视,主要是防止有意外发生。来此光顾的主要是一些在生活中遇到不顺心的事或被工作压得透不过气来的人,可以把自己关到屋里,通过倾诉、吵、闹、大喊大叫、嚎啕大哭、捶打沙包、涂鸦、摔物品、砸东西、唱歌、跳舞、蹦跳、跑步、踢球及其他运动等等尽情发泄,以解除心中郁闷。宣泄时必须注意的是,不能伤害别人,也不能伤害自己。

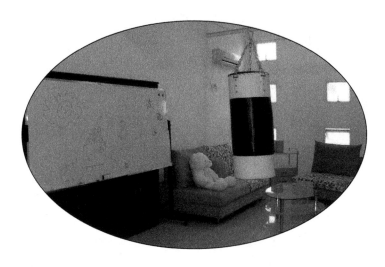

▶▶▶(3) 理解因果关系

要点：①理解凡事均有因可循,原因可能是显性的,也可能是隐性的。②学会寻找原因。③学会分析与理解因果关系。

赵女士心理平衡了

赵女士,因反复便血被诊断为"直肠癌"。刚开始赵女士无论如何也不能接受这一事实,因为她常年都保持着清淡、粗纤维等良好的饮食习惯,生活作息规律,热爱运动,怎么就摊上这样的病呢？一位好友获悉此事,点拨赵女士："凡事皆有因果。您今日得此重疾,必能寻出相应的原因。"经朋友解释,赵女士才知道,自己的疾病原来和自己的情绪、性格密切相关。赵女士是一个要求完美但又缺乏宽容的人,身边亲戚朋友的一些不符合她意愿的想法和做法,都容易让她生起抱怨,总看这个不顺眼,那个不舒服,但为了维护自身的形象,赵女士又不敢发泄出来,总闷在心里面。按照中医的说法,一个人生闷气久了,体内就容易生"核",这个"核"即为西医所指的肿瘤。赵女士听后豁然开朗,终于明白了为什么自己会患上癌症,也终于知道了除了配合手术和化疗以外,更重要的是调节自己待人接物的态度,才能从根本上解决问题。最后,赵女士坦然接纳了患癌这件事情,并下定决心以后好好善待身边的亲人和朋友。

正所谓放过别人才能放过自己,理解了事物的前因后果,心理释然了,情绪也平复了。

王经理的悲哀

一位美女花了一天时间终于在某某证券公司开通了炒股账户(别人通常是半个小时搞定),第二天看到满屏花花绿绿的股票,正在犯愁呢,突然有只股票引起她注意:"银之杰","银之杰,银之杰…"她喃喃自语,"银子中杰出的代表?,不错就买她!"然后叫客户经理王先生帮忙买入了银之杰100万元(还没学会怎么买入)。

之后就陪老公去旅游啦,回来好些时间才想起自己还买了股票,就打电话去问王先生。"王经理,我的银之杰涨了吗?""涨啦,涨了一倍啦!""哦,涨了一倍?是赚了10万元吗?""美女,是涨了一倍啊,赚了100万元啦""啊?赚了这么多啊,我可以卖掉吗?""当然啦!""怎么卖掉啊?""电脑打开了吗?""嗯。""看到桌面上的某某证券了吗?""你说的是我跟某某证券签的合同吧?不在桌面上,在我的桌子的抽屉了,稍等。"王经理气得两眼发黑,口吐白沫晕倒了。"王经理,王经理,听到吗?"电话已断线了。

晚上与老公说要去美国跟表姐住一段时间,也把出口业务顺一下,结果第二天把股票的事情忘记了,然后就出国去啦。回国后,听到人们说股市涨得很厉害。"哎呀,我买了银之杰呢!"第二天给王经理电话,"我回来啦,我的银之杰怎么样?"。"什么?你的银之杰还没卖啊?""没啊,你都还没教会我卖出啊!是不是亏啦?"

"那你明天过来营业部吧!"第二天,营业部。"美女,银之杰涨了30倍啦!""30倍啊,是多少啊?赚了300万元?""不是啦,小姐,是赚了2900万元!""什么?2900万元?比我做生意还赚得快啊!现在卖了吧!"

王经理神情郁闷,想我名牌大学毕业,什么亚当理论、道琼斯理论、波浪啦、MACD啦、估值啦……无一不懂,无一不精,晚上研究,白天搏杀,区区不到30%利润,而这个连开户这么简单的事情都搞了一整天的人竟然赚3000%啊!她可是连买入卖出都不懂啊!越想越闷,真想到楼顶上,两眼一闭……

这是全民炒股时期网上盛传的一个段子,虽然虚构的成分很浓,却说明了一个道理:王经理并未理解,有的事物的因果关系是隐性的,有的事物不是按常理发展变化的,股市虽然也有一般规律,但是研究得越透彻,操作得越谨慎,就越不敢冒险,收益就越难有"意外"。"门外汉"凭感觉,可能大赚,但也可能血本无归,这种因果关系很容易理解。

还　债

一书生因科举落榜伤心不已,欲结束自己的生命。

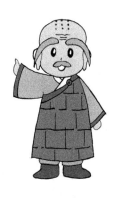

方丈救了他,书生说:"不必费心救我,我不想再活了。"

方丈语重心长地说:"决定死去还是活着是你自己的事,可你的债还了吗?

"债?"

"你的生命借自父母,你的吃穿借自天地,你的知识借自先生,你都偿还他们了吗?"

"怎么还?"

方丈道:"珍惜生命,勇敢地活下去,就是对所有关爱你的人最好的偿还。"

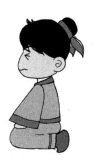

故事摘自《生活禅》

感悟与启迪：

第一，豁达乐观地看待挫折，珍惜生命。

每个人的一生都不可能是一帆风顺的，总有这样或那样的不如意或挫折，这是人生的一种常态，每个人都如此，应该理解接纳，豁达对待。

生命是人最珍贵、最需要善待的东西，它不可替代，无法重来。生命不但属于自己，还与父母、亲人、朋友等等周围的人有着千丝万缕的联系，理解这点，就能理解其实轻生是一种自私的行为，是一种无论如何也不能实施的行为。

豁达、宽容、乐观之人一定会珍惜生命。

第二，进取努力地解决问题。

跌倒了，只要努力，就有可能、有机会爬起来。一次、两次落榜算不了什么，总结经验、继续努力、不断进取，最后总有收获。

第三，分析与解决自己及周围发生的现实问题。

认真思考一下，假如类似书生的事情发生在自己或自己身边的人身上，自己会怎么解决？这个故事和哲理能否帮助自己更好地解决问题，使自己生活得更愉悦？

▶▶▶（4）保持平常心

要点：①理解很多事情其实本质是属于常态现象，既然是常态，就不必计较，坦然接受就是了。②每一个人其实都是芸芸众生中的一份子，谁都是平凡人，不要给自己或别人设定任何的桎梏或框架。③学习和习惯对一切事件保持适当而尽可能平静的反应。

专心地享受平常

有人问慧海禅师："您是有名的禅师，可有什么与众不同的地方？"禅师答："饿的时候吃饭，困时睡觉。""这有什么与众不同，每个人都是这样啊！""当然不一样。他们吃饭时千般思索，睡觉时万般计较；而我吃饭时专心吃饭，睡觉时安心睡觉。"

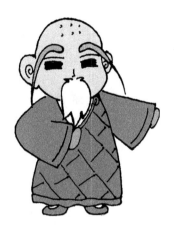

世人很难做到一心一用,他们总有"千般思量"和"万般计较",因此容易迷失了自己,丧失了平常心。

故事摘自《中国佛门大智慧》

感悟与启迪：

第一,豁达全面地,用平常、平凡的心态看问题。

人们往往很难做到一心一用,而总是"千般思量"和"万般计较",因此容易迷失了自己,丧失了平常心,心情总感到不舒坦,做事不顺畅,生活也不如意。

我们做任何事情都专心致志、心平气和地去做,少些计较与思量,对任何事情都视为平常之事去理解,人就会逐渐变得豁达随和起来。

第二,进取努力地、全心投入解决平常问题。

我们做任何事情都要尽自己的最大能力做到最好,以此作为自己的行事作风与习惯,这样就更容易适应社会,也会过得更舒畅。

第三,分析与解决自己及周围发生的现实问题。

认真想想,在自己身上或身边有没有发生类似慧海禅师那样的事情?自己是怎么解决的?这个故事和哲理能否帮助自己更好地解决问题,使自己生活得更愉悦?

▶▶▶（5）习惯顺其自然

要点：①习惯凡事尽最大努力，但不勉强。②相信缘分。③适应自然，"天人合一"。

一切随缘

酷夏，小和尚指着枯草对师父说："你看，草枯黄，要死了，我们应该再撒些草籽。"

师父挥挥手说："随时。"

中秋节到了，师父给他一包种子让他撒到草地里，撒种时秋风四起，种子飘走了好多，小和尚大叫："不好了，种子被吹跑了。"

"没关系的，吹走的是空种子，种了也不会发芽，"师父说，"随性。"

刚播种完，又飞来很多小鸟啄食，小和尚惊慌不已："天哪，种子要被吃光了，这可如何是好？"

"没关系的，种子多得很，吃不完！"师父说，"随遇！"

半夜里，天降一场倾盆大雨，把小和尚播种的草地冲得面目全非。第二天清早，小和尚飞一样地冲进禅房："师父，全完了，种子都被暴雨冲走了！"

师父微笑着说："冲到哪里就在哪里发芽！随缘！"

六七天过去了，快要枯死的草地上竟然冒出了许多嫩绿的草芽，就连一些没有撒种的墙角也冒着绿绿的生机。小和尚高兴地直蹦。

师父含笑说："随喜！"

故事摘自《中国佛门大智慧》

感悟与启迪：

人如果可以学会豁达一点，对功名利禄淡薄一点，对喜怒哀乐都平和一点，就会拥有轻松、快乐、随性的心态，这样世界就更加美妙！生活就更加美好！

请认真思考，在自己身上或身边有没有发生类似小和尚和师傅的事情？自己是怎么对待和解决的？这个故事和哲理能否帮助自己更好地解决问题，使自己生活得更愉悦？

寒山子有很多诗都以简洁优美的文字表达了"顺其自然"、放旷随缘的舒适与惬意。

世间何时最堪嗟，尽是三途造罪楂。不学白云岩下客，一条寒衲是生涯。秋到任他林落叶，春来从你树开花。三界横眠闲无事，明月清风是我家。

我家本住在寒山，石岩栖息离烦缘。泯时万象无痕迹，舒处周流遍大千。光影腾辉照心地，无有一法当现前。方知摩尼一颗珠，解用无方处处圆。

久住寒山凡几秋，独吟歌曲绝无忧。蓬扉不掩常幽寂，泉涌甘浆长自流。石室地炉砂鼎沸，松黄柏茗乳香瓯。饥餐一粒伽陀药，心地调和倚石头。

顺其自然就是：缘来，欣然笑纳；缘尽，理解接受。世上的一切，有开始就有结束，有生就有灭，有来就有去，这是自然规律。

▶▶▶（6）善于调整自己的目标与心态

很多时候，调整目标可以帮助我们豁达宽容起来，原来难以实现的目标，由于已经没有其位于目标位置的压力，反而轻松实现了。

陆先生午睡质量变好了

陆先生50岁，有一定的社会地位，追求完美，非常注重养生。他中午要睡两个小时，如果睡不够两个小时，他就感到非常紧张、焦虑、害怕，认为自己睡不好，而越是紧张、焦虑、害怕，就越睡不着，他无奈之下求助于心理医生。心理医生跟他说："你中午躺在床上就是休息了，睡得着、睡不着、睡多长时间都没关系。你改变午睡的目标，把午休定义为躺在床上闭目养神，而不是睡两个小时。"他按心理医生的医嘱去做，反而每天午休都睡得很好。

轻松、享受的心态可以缓解紧张固执的思维和紧张的情绪，往往可以使人更好地实现目标。

小和尚买油

从前在山中的庙里，有一个小和尚被要求去买食用油。在离开前，庙里的厨师交给他一个大碗,并严厉地警告他说:"你一定要小心,我们最近不是很宽裕,你绝对不可以把油洒出来。"

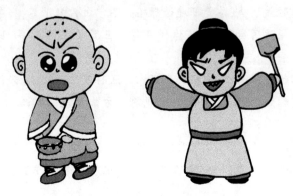

　　小和尚答应后就下山到城里去了,到厨师指定的店里买油。在上山回庙的路上,他想到厨师的告诫,愈想愈觉得紧张。小和尚小心翼翼地端着装满油的大碗,一步步地走在山路上,丝毫不敢左顾右盼。

　　很不幸的是,他在快到庙门口时,由于没有向前看路,结果踩到了一个洞。虽然没有摔跤,可是却洒掉了三分之一的油。小和尚非常懊恼,而且紧张到手都开始发抖,无法把碗端稳。终于回到庙里时,碗中的油就只剩下一半了。

　　厨师拿到装油的碗时,非常生气,他指着小和尚大骂:"你真笨!我不是说要小心的吗?为什么还是浪费这么多油,真是气死我了。"小和尚很难过,开始掉眼泪。

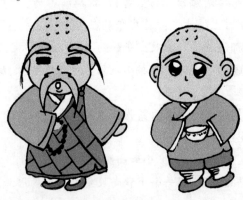

另一个老和尚听到了,就跑过来问是怎么一回事。了解以后,他就去安抚厨师的情绪,并私下对小和尚说:"我再派你去买一次油。这次我要你在回来的途中,多观察你看到的人和物,并且给我作一个报告。"小和尚想要推掉这个任务,强调自己油都端不好,根本不可能既要端油,还要看风景、作报告。不过在老和尚的坚持下,他只能勉强上路了。

在回来的途中,小和尚发现其实山路上的风景真是美。远方看到雄伟的山峰,又有农夫在梯田上耕种。走不久,又看到一群孩子在路边的空地上玩得很开心,而且还有两位老先生在下棋。在这样边走边看风景的情形下,小和尚不知不觉地就回到了庙里。

当小和尚把油交给厨师时,发现碗里的油装得满满的,一点都没有损失。

故事摘自《生活禅》

感悟与启迪:

第一,豁达全面地、以轻松享受的心态看问题。

人的生命都是非常丰富多彩的,只要我们善于多方面地感受和体会,而不仅关注某一个方面,就能每一天都过得轻松愉快!

第二,进取努力地、以轻松享受的心态解决问题。

每个人一生中肯定会碰到这样或那样的困难,遇到困难,我们不妨从多个角度试着去解决;实在解决不了,暂时放下,让自己轻松一下,赏花看草、欣赏大自然和一切美好的东西,可能会使自己有所感悟、豁然开朗,然后困难迎刃而解。

第三,分析与解决自己及周围发生的现实问题。

再想想,在自己身上或身边有没有发生类似小和尚那样的事情?自己是怎么解决的?这个故事和哲理能否帮助自己更好地解决问题,使自己生活得更愉悦?

踢了半桶杏

马未都先生曾在一篇文章中记叙他在新疆买杏。守着一大片果实累累的杏林的老汉说:"两角钱一脚。"他很惊喜,天下怎么会有如此买卖。他提了桶到杏林深处挑了一棵粗壮的果实压枝的老树,使足了劲狠踢过去。结果,"脚腕子都青了",而老树只晃了一晃,一个杏都没有掉下来。他吸取教训,再踢时乖乖找了棵小树,轻踢一脚,倒也掉了半桶杏。

有的时候,我们的目标、愿望太多,与现实相差太远,不妨给超重的愿望"减减肥"。我们稍稍调整一下目标与心态,也许人生会变得更加如意!

一片树叶

夏天,它是不起眼的叶子,以自己的本色隐没于大树的盛装之中,给炎热的日子平添上一抹绿意。秋天到了,叶子日渐干枯,终于有一天,它从高高的枝头上飘落到了地上。"哎!可悲的命啊,现在我一无用处了",叶子感叹道。

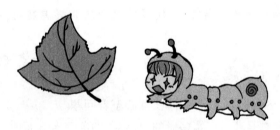

恰好那时,一只小虫子经过,看到前面的树叶,小虫子高兴地说:"这下冬天不用发愁了,到时可以美美的睡上一觉。"

故事摘自《生活禅》

感悟与启迪:

第一,豁达全面地看问题,善于调整目标与心态。

生命本来就存在着不同阶段、多种形式,在不同的阶段与形式都有各自的价值。叶子掉落正是它步入生命另外一种形式的体现,在叶子看来,自己似乎已经没有任何的价值,一无所用!然而,在那小虫子的眼中,落叶是不可缺少的财富,能帮助它渡过那寒冷的冬天。落叶在它的晚年,仍然发挥着它的余热,

其实,不同的生命形式也有着不同的精彩!

第二,进取努力、乐观、多渠道地解决问题。

请思考叶子除了充当小虫子的被褥,还有什么其他作用?比如书签、标本……还可以融入土壤,成为养料,滋养下一代。

第三,分析与解决自己及周围发生的现实问题。

再想想,在自己身上或身边有没有发生类似叶子用途的事情？自己是怎么解决的？这个故事和哲理能否帮助自己更好地解决问题,使自己生活得更愉悦？

对生命和命运最睿智的态度就是:豁达!

▶▶▶ (7) 学会和习惯感恩、睿智地享受一切

要点:①学会和习惯享受、品味细微的愉悦。②学会和习惯享受过程或(和)结果。③学会和习惯享受每一分、每一秒。④习惯时时刻刻感恩一切。⑤相信善有善报,习惯慈悲为怀。

智者说:"一花一天国,一树一菩提,一沙一世界。"真正的智者往往从细节之处着眼于整个世界。学会和习惯享受、品味细微的愉悦,让我们的人生更加美妙!

为什么外公外婆这么幸福?

一位女子厌烦了现有的琐屑生活,正在考虑离婚。但她一直对其外公与外婆快乐和谐的生活充满好奇。有一天她终于忍不住打开了外婆的日记,原来里面记录着外公为她洗了多少衣服,吻过她多少次,洗过多少次脚……他们还常常说"SHMILY",她一直不明白这个单词是什么意思,终于在外婆的日记发现,意思是"See How Much I Love You(我是多么爱你)"的缩写! 原来生活中的琐屑小事竟然就是快乐的源泉!

放慢生活的脚步

妈妈和4岁的儿子走到街边准备过马路时,一辆失控的轿车飞速直冲过来,这时已来不及躲闪。轿车撞到了离母子只有几步之隔的人行道上。车没有撞到他们。妈妈从巨大的惊吓中醒过神来。

妈妈走到那辆轿车前,里面坐着一位六十多岁的妇女,双手仍然握着方向盘。"你还好吗?"妈妈问她。"有一辆车在我面前突然转弯,让我的车失去了控制……",老妇人开口说道。

那位差点撞死母子俩的老妇人当时行色匆匆,好像是想要赶下一个路口的绿灯。而那位突然开车转弯的司机肯定也是在赶时间,才会冒险

如此横冲直撞。而妈妈自己也并不是全无责任。由于每日忙碌的生活，想节省下两分钟，就没有多走半条街到十字路口去过斑马线，而是想在中途横穿马路，结果却险些葬送自己与儿子两条性命。

如今妈妈决定要放慢自己的脚步，想一想即将到来的春天、美丽的花朵以及自己纯真的孩子——自己与未来的契约。

感悟与启迪：

这个故事教给我们：放慢脚步，细细品味和享受生活，也许生活会从此顺遂平安、愉悦快乐。

再想想，在自己身上或身边有没有发生类似故事中妈妈那样的事情？自己是怎么解决的？这个故事和哲理能否帮助自己更好地解决问题，使自己生活得更愉悦？

4. 培养进取豁达的行为模式

思维指挥和控制行为，一般来讲，怎么想就怎么做，比如我想玩手机游戏，马上就可以付之行动。思维还可以影响我们的身体反应，试试在没有东西吃时想着柠檬，看看有什么反应？试试想着心目中的女神（或男神），看看有什么反应？

可是，并不是所有思维都能指挥和控制行为，所以很多人会讲："我很明白道理，还可以跟别人讲得头头是道呢！但是自己就是做不到！"能指挥和控制行为的思维通常是那些比较有快感、容易达到、已经成为习惯的思维，而已经成为习惯的思维也可以指导行为，如老司机驾驶时已经"车人合一"，很多习惯动作已无需思考。

事实上，我们每个人对事物的反应和应对都有一定的习惯模式，这就是所谓的"行为模式"或"个性"。在这个世界上，没有任何人的个性是相同的。每个人的行为模式或个性对其人生起着举足轻重的作用，心理学家常常说："个性决定命运！"

1998 年 5 月，华盛顿大学请来世界巨富沃沦·巴菲特和比尔·盖茨为 350 名学生演讲。学生们问道："你们怎么变得比上帝还富有？"面对这一有趣的问题,巴菲特说:"这个问题非常简单,原因不在智商。为什么聪明人会做一些阻碍自己发挥全部功效的事情呢? 原因在于习惯、性格和脾气。"盖茨表示赞同。

无论是在工作和生活中,都是性格决定命运,性格好比是水泥柱子中的钢筋铁骨,而知识和学问则是浇筑的混凝土。

若我们能拥有进取豁达的行为模式,则可在人生道路上舒适地驰骋!

中国古语云:命由天定,运由己生。这一说法认为"命"是与生俱来的天分和条件,是不可变更的,"运"是自己可以把握的。究竟命运是否可以由自己把握呢? 答案是我们可以把握自己大部分的命运。既然"命"不能变更和改变,我们就应该顺势而为,坦然接受"命",而主动地去把握自己的"运",从而调整和改变自己的命运。这就是进取豁达!

曾国藩是中国历史上最有影响的人物之一,晚清重臣,湘军的创立者和统帅;清朝军事家、理学家、政治家、书法家,文学家,晚清散文"湘乡派"创立人;晚清"中兴四大名臣"之一,官至两江总督、直隶总督、武英殿大学士,封一等毅勇侯,谥曰文正。然而他小时候的天赋却并不高。有一天他在家读书,对一篇文章重复不知道多少遍了,还在朗读,因为他还没有背下来。这时候他家来了一个贼,潜伏在他的屋檐下,希望等他睡觉之后捞点好处。可是贼等啊等,就是不见他睡觉,还是翻来覆去地读那篇文章。贼人大怒,跳出来说:"这种水平读什么书?"然后贼将那文章背诵一遍,扬长而去! 但曾国藩却不气馁,不断勤奋地学习、积累、感悟,成为毛泽东主席都钦佩的人。

曾国藩理解、接纳、宽容了自己的天赋不足,积极努力进取,终于成为栋梁之才。

培养进取豁达的行为模式的方法包括:①培养上述进取豁达的思维方式,并不断感悟、付之行动。②每天均做进取豁达之事。③每天做相关日记(可做手机日记)。下面是豁达治疗师帮助来访者逐渐培养进取豁达行为模式的实例,供参考。

案例一:某女孩(M)因失恋而自卑,认为自己长得不漂亮,所以被抛弃,情绪低落。治疗师(T)先根据其情况进行豁达理念的启迪,再给予让其思考、必须解决的今后还有可能碰到的难题,启发其豁达地解决,并形成心理行为习惯模式。

启迪举例:

T:你不开心吗?

M:我被他抛弃了,我很爱他,但他还是抛弃了我。

T:你认为他抛弃你的原因是什么?

M:我长得不漂亮吧?

T:当初你们为什么在一起?

M:我们相爱啊!

T:你在跟他恋爱后变得不漂亮了吗?

M:我本来就不算漂亮吧?

T:你不是说当初你们是相爱的? 他是爱你的? 你的长相没有变,你为什么会认为他抛弃你是因为你不漂亮呢? 你好像有点儿前后矛盾哦。

M:嗯⋯⋯那他为什么会抛弃我呢?

T:你有没有统计你的同学和朋友中有多少人被抛弃?

M:没统计,但不少。

T:她们为什么被抛弃?

M:性格不和、心身疲惫、感情变淡、第三者、男人都是花心的⋯⋯

T:N个原因可以导致两个人分手,是吗?

M:是的。

T:你认为这是正常的吗?

M:很正常啊。

T:那么,你跟你男朋友分手算不算正常?

M:嗯⋯⋯也算吧。我们性格也不算很合。他也很花心,很多女孩子喜欢他,他对人家都很好,很暧昧,我很不爽,他说我敏感、多疑、小气,提出分手。我看跟他暧昧的女孩子都比我漂亮。

T:你有没有听过描述"可爱"与"美丽"之间关系的话?

M:没有。

T:你认为这两者有什么关系?

M:美丽的人是可爱的吧？

T:可爱的人呢？

M:也美丽的吧。

T:我告诉你原话："人是因为可爱而美丽"。跟你后面的说法相似：可爱的人也是美丽的。那么，只要变得可爱，就可以变得美丽了，是吗？

M:嗯，是的。

T:好了，现在告诉我，你打算怎么看待你失恋这件事？怎么处理？怎么做？

M:我很想找他再谈谈，但他不接我的电话。

T:你打算怎么办？

M:还能怎么办呢？再找一个男朋友呗！

T:这就对了。就像我们刚才所分析的，N 个原因可以导致两个人分手，这是常态，我们要理解接纳这种常态，两个人能在一起是缘分，分开也是缘分，缘来缘去是很正常的。你认为呢？

M:我也知道，但我很难受，我还是希望跟他在一起。

T:有可能吗？

M:应该没有了，他根本不接我电话，我没办法联系到他。

T:你刚才不是说再找一个男朋友吗？这是非常实在的解决方法啊！失恋者一定要记住一句诗、两句话：天涯何处无芳草！不要只见树木，不见森林！爱情虽然很重要，但绝不是人生的唯一，人生还有很多精彩纷纭、美妙绝伦的内容！

M:嗯，是的。我确实还有很多事情要做，但无法集中精神做。

T:理解。现在多参加一些活动，既可帮助你改善情绪，又可有机会遇到一个 Mr. Right。

M:嗯，我会的。但有时好像不愿意参加这些活动。其实有点儿自卑，不漂亮，还被抛弃了。

T:你认为自己是世界上最丑的人吗？

M:当然不是的！我只是比较普通而已吧？

T:对啊！其实你比很多人都漂亮！

M:嘻嘻,也不敢这么说。

T:你思考一下就明白,我讲的是实话。我还想问,你是世界上最惨的人吗?

M:也不是的! 还有人连恋爱都没谈过呢!

T:就是! 其实你比很多人都幸福! 是吗?

M:是的。嗯,我好像有点儿开窍了。

T:太好了! 你先回去好好思考、感悟一下我们今天讨论的问题和理念、做法。下次来告诉我,我们再讨论。

M:好的! 我好像突然感到心情好了很多。谢谢医生,下次见!

案例二:男性 L,67 岁,退休工程师,大肠癌手术后化疗了两天,感到非常痛苦难熬,情绪低落,矛盾、犹豫、迷茫,每天想着是否要中止化疗,但手术和两天化疗都熬过来了,放弃又担心前功尽弃。下面是其中一次治疗的纪录:

患者 L:我感到真的很辛苦、很难受,每天恶心、呕吐,快坚持不下去了,但医生说化疗后会更放心,我真的不知道怎么办……

治疗师 T:我给您讲一件发生在二战期间的真事,您看看对现在的情况有没有帮助?

L:唉……好吧。

T:这件真事被命名为"走一里路的士兵"。

第二次世界大战时,有几个士兵因为飞机故障,不得不从机上紧急跳伞逃生,他们降落的地方是一座广阔的原始森林,他们必须艰辛地走上一段很长很长的路,甚至要花费数星期的时间,才能走到盟军的阵地。

才没有多久的时间,就有人被树枝刺破脚,也有人被锐利的树叶割得遍体鳞伤,每个人都走出几个大水泡,彼此对问能撑得过去吗?

其中一位士兵给大家打气:"只要我们专心下一里必须走的路,别去想那以后的路,每走一里路,就是我们的胜利,我们都应感到开心和宽慰,我相信就可以到达目的地了。"

这群人以这句话互相勉励,只注意眼前的这一段路,用心把它走完,虽然经过长途的跋涉,他们终于脱险了。

很多时候,我们不必为明日而担忧和烦恼,甚至不必为下一刻而忧心,活在当下,好好地过好每一刻,好好地做好每一刻应该做的事情,每完成一件事,都应为自己的胜利感到骄傲、高兴,甚至雀跃!让每一个片段都成为永恒。有时候,我们会感到路途遥远,但只要我们专心地走好眼前的每一步,就有生门,就有出路,何必自生烦恼?也许道路崎岖曲折,荆棘丛生,有许多的不顺利,甚至挫折、难堪、困境不断地袭来,但是我们所做的一切努力都是值得的。我们要继续再加把劲,因为天地都在为我们打气加油;我们做好了我们应该做的一切,就问心无愧,并坦然理解、接纳、宽容一切结果。

我们要像这些士兵一样,既进取,又豁达。进取,积极努力地坚持专心走一里路,并且一里、一里地走下去。豁达,是要对自己豁达,对前景乐观:每走一里路都是自己的胜利,都应为自己高兴和骄傲,并坚信一定能到达目的地。

L:对啊,我现在的处境真有点儿像这些士兵。对的,我应该坚持下去,不能前功尽弃!我已经胜利了两天,再一天、一天地争取胜利应该不难的!医生,真的谢谢你!

T:不客气!我过两天再来看您!

L:你一定要来啊!

T:一定!

5. 将进取豁达的心理行为融进每一天的人生

我们对别人要豁达,对事和对自己则要既进取又豁达。这样才能让自己周围的人和自己都过得舒心快乐。

有既进取又豁达的心理行为,就有既精彩又舒适的人生旅程。

要做到这一点,就要每天都培养进取又豁达的心理行为,使之成为习惯。每天都做的事,就会成为习惯,人也会随着习惯的改变慢慢改变。

有一个大学一年级的女孩子,认为自己胖、不漂亮,很不自信,就去找心理老师。心理老师教了她一个很简单的方法,但不能间断,让她每天对着镜子说:"我很漂亮! 我很自信!"她坚持了两周后,开始调整自己的饮食习惯,做运动,参考网上的模特调整自己的衣着搭配,改变了发型。两个月后,她真心觉得自己是漂亮的,并开始有自信。同学们也惊喜地发现她越来越漂亮了。

每天都做的事情对人的改造作用是巨大的! 就如俗语所说:"只要功夫深,铁杵磨成针"。

培养进取豁达的心理行为有三句精髓:"没什么大不了的""我一定行""真舒服"。

第一句的意思是:这个世界没有什么大不了的事情,没有什么解决不了的问题,我们无需恐惧。这是对所有事物及其结果的豁达看法。

第二句的意思是:对自己有足够的自信,相信自己有能力应对任何问题和困难。这是对自己进取而豁达的评价。

第三句的意思是:进取豁达的自己,一定能达到现实生活和自己人生的舒服境界。

达成这三句精髓的具体行为如下所述。

▶▶▶(1) 每天都微笑

每天都微笑,对自己微笑,对家人微笑,对朋友微笑,对同事微笑,对高兴之事微笑,对困难、挫折也自信地微笑着面对。每天、每时、每刻都有发自内心的微笑,这是最美丽的进取豁达表情和行为!

《给自己一个笑脸》有一句话意味深长:"独步人生,我们会遇到种种困难,甚至举步维艰,甚至悲观失望。征途茫茫,有时看不到一丝星光晓月。这时,给自己一个笑脸好吗? 让来自于心底的那份执著,鼓舞着自己插上长风的翅膀过尽千帆;让来自于远方的呼唤激励着自己闯过难关"。

"相由心生",每天都微笑的人,就将慢慢拥有一张豁达宽容的笑脸,进而慢慢拥有一颗豁达宽容的善心。

▶▶▶(2) 每天都挺直腰

挺直腰的姿态显得自信、坚定、帅气! 俗语说:"行如风,站如松,坐如钟"，"我一定行"的进取豁达一族当然要每天都有挺拔劲秀、舒展俊美、庄重大方、精力充沛、信心十足、积极向上的姿态！

▶▶▶（3）每天都有香甜的睡眠

睡眠是我们恢复能量和放松心身的重要环节，每个人的人生都约有三分之一时间在睡眠，睡眠质量是生命质量的一个重要组成部分，也是心身健康与幸福感的重要指标。有的失眠的病人说："每天晚上翻来覆去睡不着，很痛苦，早上无精打采，心情差，什么都做不好，什么都不想做，昏昏沉沉。渐渐地，自己害怕黑夜的到来，害怕床，过的简直不是生活。"治好后病人说："我能睡了！我睡好了！我幸福了！"

进取豁达之人有"天塌下来，当被子盖，睡好了再说"的气概和习惯，拿得起，放得下，因而每天都拥有香甜的睡眠。而放不下、容易焦虑紧张的人，则常常会因各种各样的大小事情而失眠。豁达宽容的心胸是香甜睡眠的保证！

松弛训练可以帮助排除焦虑紧张情绪，达到全心身的放松，治疗失眠。下面介绍各种松弛训练，供参考。

松弛训练又称松弛训练技术（relaxation training techniques）、放松治疗，是通过长期反复的学习和训练，调心、调息、调身，使全心身松弛，交感神经兴奋性降低、副交感神经兴奋性增高，令机体耗氧和耗能均减少，血、尿儿茶酚胺含量降低，使呼吸平稳、缓慢，心率变慢，血压适度降低，四肢末梢血管扩张，动脉血中乳酸盐含量下降，使骨骼肌血流量轻度增加。故可对癌症患者的焦虑、紧张、恐惧的情绪具有治疗或辅助治疗作用。心理学研究还表明，长期进行放松训练可改善人的性格，稳定情绪，消除不健康行为，有利于心身健康。

松弛训练是对精神紧张的一种行之有效的治疗方法。科学研究资料表明，精神紧张能够对人的免疫系统产生消极的影响。精神紧张能够引起机体神经功能紊乱，人体内分泌系统失调，由于肾上腺皮质激素的增加，体内的正常免疫功能受抑制，无法进行免疫监控并抑制了机体的抗病能力。学会生理上的"放松"，有意识地使全身肌肉、神经放松，使身体各部分放松,有利于提升免疫系统的功能。

在放松过程中,要重视"意守",即一心一意,把思想集中到一个焦点上。通过松弛训练,可使训练者感到全身轻松舒坦,调整内部气血的运行。

松弛训练技术种类很多,许多传统健身治疗方法或宗教仪式都或多或少包含了松弛反应的成分,如各种冥想或静默训练、瑜珈、太极、气功等。近代在此基础上创立了许多自我松弛技术,所有松弛技术的要点均包括:第一,集中精神,入静;第二,最后达到全心身放松。下面介绍几种简单易行的方法:

1) 静默法(meditation):又称冥想法,是指训练者运用意念,通过调整呼吸,排除杂念,使自己心情平静,肌肉放松,完全入静的一种松弛疗法。我国气功中的静功、佛教的坐禅、瑜珈中的一些类型、某些宗教仪式的默祷和冥想等,均属于这种方法。例如,气功中的静功就是运用意念引导"内气",使之按经络循环路线循环,以调理阴阳、疏通淤滞、更新气血,达到疗疾养身,延年益寿的目的。

2) 松弛反应法(relaxation response):集中了各类传统的松弛训练特别是静默法的某些共同特点,如重复的精神控制活动、沉静的姿势、安静的环境和全身放松等。具体主要掌握以下要点:①环境安静,姿势轻松:在舒适安宁的环境中轻装、静坐(卧)、闭目(或凝神于某种形象物体,如一束鲜花;或某种意境,如畅游于湖光山色之间)。②重复默念:排除杂念,把自己置于被动状态,重复默念一个词或一个单调的音节,实际上做到意静,如在呼气时轻轻重复默念"松"或"静"或"1"。③肌肉放松:在深而慢的呼吸节律中,每次在呼气时就顺势放松全身肌肉,并寻找超然感觉。

训练者真正掌握了这套放松技术,则随着训练时间的延长,对于准确放松的感觉会逐渐加深,从而使自控程度加强,出现愉快感、轻松感、休息感和安宁感,直至在工作和生活中遇到紧张场景时,自如地使自己放松。松弛反应法应坚持每天训练 1~2 次,每次 20~30 分钟,随着对整个疗法过程的掌握,每次的时间可减为 20 分钟左右或更短一点。松弛反应法的时间,一般应安排在午餐后 1 小时或晚间睡觉之前。这样,进行放松的时间比较固定,而且在临睡前进行也有助于提高睡眠质量,增强松弛疗法的效果。

3）自律训练(autogenic training)：又称自发训练,是根据不同的治疗需要,配一整套带暗示性的指导语,并结合想象的松弛训练技术。具体方法是:训练者处于安静舒适的环境,穿宽松舒适的衣服,取轻松的体位。入静,全身放松,同时被告知四肢的沉重感表示深度松弛,躯体的温热感是血管扩张反应,请患者集中意念体验这种感觉,想象这种"发沉"、"发热"感觉分别按次序在全身出现,并逐渐汇集成为一股"暖流",这种暖流随之顺序地由身体的一个局部逐渐流通到各个部位。暖流遍及之处,局部均进一步放松并产生舒畅、轻松或发沉的感觉。暗示或想象还可进一步扩展治疗效果。

4）渐进性松弛训练(progressive relaxation training)：是一种全身肌肉逐渐放松的自我训练技术,要求训练者先学会体验本人肌肉紧张和松弛之间感觉上的差别,使自己主动掌握松弛过程;然后逐渐加深松弛训练,直至自如地放松全身肌肉,形成全心身的放松状态。

具体训练过程:第一,训练者处于舒适体位,在指导语的支配下先放松,深而慢地呼吸,在深吸气后屏息数秒钟,然后缓缓呼气同时放松全身。如此重复数次,使自己完全安静下来。第二,训练者按指导语用缓慢的速度收紧某一组肌群,再放松之,然后再转换到另一组肌群做同样的训练,从手部开始,循前臂、上臂、肩部、头部、颈部、胸部、背部、腹部、大腿、小腿至双脚的顺序,渐次对各组肌肉进行先收紧后放松的训练,直至全身放松,并注意体验每一肌群紧张和松弛时的感觉差别。第三,经过反复训练,当训练者通过对肌群放松感觉的回忆就能自动放松全身时,上述交替收紧与放松训练可逐渐停止。此后,训练者可以在任何情况下凭个人对放松的感觉,反射性地放松自己。

▶▶▶（4）习惯赞美

习惯以赞美的眼光评价人与事,习惯赞美自己,习惯赞美别人,这样自己的心情好,又可以带给别人好心情,让整个世界其乐融融！有人调侃说："现在这个世界时兴'吹捧与自我吹捧'！"

一个女孩子一天穿了一条白色连衣长裙与妈妈去商场买大床，因不够时间看完并买下来，第二天她又与妈妈去了同一个商场，这次她穿了一条黑色连衣长裙。商场的售货员交头接耳："这个女孩子昨天穿白色连衣长裙，今天穿黑色连衣长裙！"妈妈听了对女儿说："听到了吗？她们在说你的坏话！"女孩说："不是啊妈妈，我觉得她们在赞美我哦！"

同一句话，妈妈与女儿听出了截然相反的意思，只能说明女儿是豁达乐观之人，心中充满了赞美和快乐！而妈妈则需要改善。

▶▶▶(5) 睿智享受生命中发生的一切

生命中有一些事情也许无法改变，比如自己的出身、客观环境，以及一些我们没有能力改变的现实存在等等，因此我们应学会睿智地享受，就如秦怡所讲的"享受烦恼"。

而进取豁达则可以帮助我们调整与改变我们有能力调整与改变的一切，当然最重要的是调整与改变我们自己，让自己享受更美妙的人生！

六、进取豁达地定位与规划人生

有句老话说得好："人生最怕绕远"。进取豁达地定位与规划自己的人生，将为美好人生奠定最重要的基础。

据统计，某大学中有40%的本科生学习兴趣不高，这主要因为他们当初没有明确地选择好自己的学习方向，这对于他们今后的发展也是不利的。

而那些成功人士、人生大赢家大都有一个共同特点，就是进取豁达地为自己做了非常恰当的人生规划！

赵薇，可以说是公认的"人生赢家"：美丽动人，事业、爱情、家庭、财富、友情、人气均获得了大丰收，她在人生每个阶段都"赢"了。

1998年，赵薇22岁，一部《还珠格格》让她风靡东南亚，亿万观众每晚津津乐道地围坐在电视机前看小燕子如何大闹皇宫，她的名字无人不晓。2005年，她主演的《京华烟云》不仅成为赵薇继《还珠格格》、《还珠格格2》、《情深深雨濛濛》之后第四部中国年度电视剧收视率冠军而且打破了中央电视台收视率记录。

2005年，赵薇凭《情人结》获得上海国际电影节、中国电影华表奖和长春电影节三座影后桂冠。2010年，她凭电影《花木兰》连拿北京大学生电影节、长春电影节、大众电影百花奖的最佳女主角。2015年，赵薇凭借电影《亲爱的》中对农妇近乎完美的诠释，先后摘得中国香港电影评论学会奖和第34届香港电影金像奖最佳女主角奖两项影后桂冠。

2013年，赵薇凭借导演处女作电影《致我们终将逝去的青春》拿下第9届中美电影节开幕式暨金天使奖、电影类最佳导演奖。2014年，她以"导演身份"斩获第33届香港电影金像奖最佳两岸华语电影，这也是赵薇首次获得金像奖。

　　成名后的赵薇并非一帆风顺,在很长一段时间里,她的名字前面还挂着"票房毒药"、"红毯毒药"的前缀。直到 2008 年,她主演了《画皮》,她的名字才跟"咸鱼翻身"联系到一起。之后的《花木兰》、《锦衣卫》、《画皮2》等等,票房都非常好。而她的导演处女作《致我们终将逝去的青春》票房超过 7 亿,是华人女导演里个人单片成绩最高的。

　　2007 年,赵薇到北京电影学院导演系读艺术硕士,入学考试专业课第一,毕业成绩刷新了北京电影学院纪录。

　　现在的赵薇,不但是成功女导演,也是卖座女演员。

　　2008 年,赵薇与商人黄有龙结婚,2010 年产女。赵薇除了生孩子的那一年,并没有停下工作和事业,她说:"婚姻就是让你的生活和人际关系里突然多了一种模式,你并不会失去你原来有的一切。"

　　据报道,2015 年 1 月,黄有龙、赵薇夫妇斥资 31 亿港元,购得阿里影业 9.18% 股份,成为仅次于阿里集团第二大股东,引起网友热议。仅三个月,因香港股市长红,夫妻俩身家爆涨至 44.54 亿港币。

　　翻看黄有龙的微博,言辞间多是对赵薇的尊重。赵薇摘得"影后",黄有龙在微博上为太太点赞,并送上玫瑰。在这段外人美慕的豪门婚姻里,赵薇与先生其实是旗鼓相当的。

　　赵薇在娱乐圈人缘很好,她拿奖之后,好友都纷纷在微博排队送上祝福,在她的微博里,有着许多与圈中好友的合影。

　　赵薇还热心公益慈善事业,在自己还是大学生时就资助十几名大学生完成学业,出钱出力,多次向贫困地区和灾区捐款,并设立了赵薇奖学助学基金。

　　尽管众多的采访与报道并没有直接涉及赵薇是如何进行人生规划的,但从上述她的人生成功经历我们可以看到,在人生阶段规划方面:她在求学与三十岁之前的重点是打好事业的基础和把握每一个机会,不断发展自己的事业;在三十岁左右完成结婚、生女这样的个人大事;之后,不断开拓自己的事业和财富。在人生广度规划方面,她既有较广阔的事业空间并不断产出成果,也有人们美慕的爱情与家庭,还有人们美慕的财富。最重要的是,她还热心于慈善事业,她把自己的人生规划和经营得有声有色、精彩纷呈!

1. 清晰了解自己的需求与个性

在第一章我们已讨论过,人性需求、享受观决定了一个人的人生轨迹与命运。

在一个天气晴朗、风和日丽的下午,一位富翁到海边度假。他决定拍摄一些海上的景色,于是咔嚓咔嚓地拍了起来。拍摄声吵醒了一位正在睡觉的渔夫,渔夫抱怨富翁破坏了他的好觉。富翁说,今天天气这么好,正是捕鱼的好天气,你怎么在这睡大觉呢? 渔夫说:"我给自己定的目标是每天捕20斤鱼,平时要撒网5次,今天天气好,我只撒网2次,任务全部完成了,所以没事睡睡午觉。"富翁说:"那你为什么不趁机多撒几次网,捕更多的鱼呢?""那又有什么用呢?"渔夫不解地问。富翁得意地说:"那样你可以在不久的将来买一艘大船。""那又怎样呢?""你可以雇人到深海去捕更多的鱼。""然后呢?""你可以办一个鱼加工厂。""然后呢?""你可以买更多的船,捕更多的鱼,把加工后的鱼卖到世界各地。""然后呢?""那你就可以做大老板,再也不用捕鱼了。""那我干什么呢?""你就可以在沙滩上晒晒太阳,睡睡觉了。"渔夫说:"那我现在不就在睡觉晒太阳吗?"

有人说,不满足现状的人才能产生拼搏的激情。但现在许多人很欣赏渔夫的这种怡然自得地晒太阳的生活方式。有人说,渔夫这种晒太阳是一种低层次的,与富翁的晒太阳是两种完全截然不同的生活质量;如果人人都像渔夫那样天天晒太阳,社会就无法进步,人类文明就无法发展到今天的辉煌。

从豁达宽容的角度看,我们认为世界是丰富多彩的,人可以有不同的观点与享受方式。如果渔夫认为自己这种享受是最超脱、最高境界的享受,而完全不认同富翁的观点与做法,因为他认为富翁辛苦奋斗后的"享受"与自己的"享受"形式是一样的,那么,他不必管别人怎么评论,按自己最舒服、最适合自己的方式去做,也不失为一种"豁达"和"聪明的享受";但相信现代人大多认同富翁的观点。我们的观点是豁达地看待各种各样的享受观,享受面越宽,就越容易有享受感,最重要是尊重自己最真切的感受,缔造自己的"睿智人生",满足自己的"随心所享",享受最适合自己的生命形式,享受生命的全过程。

从上面的例子我们还可以看出,富翁与渔夫的需求、享受观和个性均完全不同,所以他们拥有不同的现状,人生轨迹也完全不同,如果以进取与豁达的维度来评价个性,那么,富翁偏向于进取,进取成分很高,他是先非常进取,有了丰厚的成果后再慢慢豁达;而渔夫偏向于豁达,豁达成分很高,而进取成分很低。

不同的个性影响人的需求的发展与改变,进而影响命运。

小蜘蛛爬墙

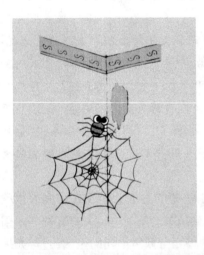

有三个人,在路过一个墙角的时候,看到了同样一个情景,就是一个小蜘蛛在往墙上爬,前面有一块阴湿了的雨迹,它一爬到潮湿的地方就掉下来,然后这个蜘蛛又从墙角开始爬,再爬到那个有雨迹的地方又掉下来了,如此周而复始。这三个人看过以后,每个人都想到了自己的生命。

第一个人说:"看到这个蜘蛛,就照见了我自己,人的一生碌碌无为,一直周而复始,做着徒劳的各种努力,其实和这只蜘蛛是一样的,就是这样爬上来再掉下来。"

第二个人看了以后说:"看见蜘蛛这样爬,才知道人生其实有很多误区,我们只看到眼前,以为只有一条路,其实潮湿的那一片地方并不大,如果这个蜘蛛能横着爬,绕过那片潮湿,它很快就可以顺着干墙爬到更高的地方,所以我要让我的人生变得更聪明,有的时候人生需要绕路走。"

而第三个人看到蜘蛛以后,被深深地感动了:"一个蜘蛛还能够这样不屈不挠,那一个人这一辈子应该有多少奇迹都酝酿在自己的生命之中,所以我这一辈子的能量是被这个蜘蛛的意象给激发出来了。"

感悟与启迪：

第一，豁达全面地看问题，思维方式与行为模式影响人的需求，进而影响人生。

同样的现象，均可有不同层次的意义，拥有不同个性、心态的人有不同的感悟，看到蜘蛛周而复始地爬，悲观者变得更悲观，进取者变得更坚强，睿智者变得更睿智，而豁达者变得更深刻、坚强、宽容、大度、平和。

第二，努力进取、多渠道、多方法地解决问题。

这个故事让我们体会到，人生就如同蜘蛛爬墙，既要有坚忍不拔的毅力，不怕艰难困苦、努力进取的精神，又要聪明睿智、有勇有谋，选择克服困难、跨越障碍的有效方法，这样的人生更加舒适、更加美妙！

第三，分析与解决自己及周围发生的现实问题。

请认真思考，在自己身上或身边有没有发生类似蜘蛛的事情？自己是怎么解决的？这个故事和哲理能否帮助自己更好地解决问题，使自己生活得更愉悦？

我们要睿智地定位与规划人生，首先要清晰了解自己的需求与个性，认识自我并不容易，《笑林广记》里有个故事。

一个解差押送一个流放的和尚，解差一路上念叨着带的东西，"行李、木枷、棍子、和尚、我"，就这么念叨了一路。和尚乐了，原来这位是个呆子。夜里住店，和尚偷偷开了木枷跑了，临走还把解差的头剃光了。第二天早上，解差醒了，一清点，行李、木枷、棍子都在，一照镜子，和尚也在，可是"我呢，我到哪儿去了？"解差慌了，坏了！"我"不见了！

这个故事说明想做成一些事，就要知道"我是谁，我在哪儿"。要透彻地认知自我，我们要做到：①不断观察、探讨自我，并不断尝试，进而真正透彻地了解自我。②以一些标准或以他人为参照。唐太宗曾说："以铜为镜，可以正衣冠；以古为镜，可以知兴替；以人为镜，可以明得失。"以他人为参照，以他人为镜，从与他人的比较中，了解自我，深化自我认知，确定自我形象。我们要想知道自己是否智力过人，是否有杰出的运动才能，是否有领导艺术，那就只有通过社会交往与别人进行比较才能知道。离开了交往对象或可供比较的对象,就没有衡量自己的尺度或照见自己的镜子,也就无法认知自己。

心理学上有三个方法可以进行这方面的探讨:①静心观察、思考:问心、听心、读心。②用行动去尝试。③用心理学的各种专业量表去了解:如艾森克人格问卷(EPQ,Eysenck personality questionnaire)、卡塔尔16个性因子人格测验(Catell. 16 personality factor test,16PF)、内外向性格测验、气质自我测验、行为测验等。这些量表在网上均可搜到,下面附上气质自我测验供参考。

气质自我测验

下面60题可大致帮助你确定自己的气质类型。在回答下列问题时,若与自己的情况"很符合"记2分,"较符合"记1分,"一般"记0分,"较不符合"记-1分,"很不符合"记-2分。

①做事力求稳妥,一般不做无把握的事。

②遇到可气的事就怒不可遏,想把心里话全说出来才痛快。

③宁可一个人干事,不愿很多人在一起。

④到一个新环境很快就能适应。

⑤厌恶那些强烈的刺激,如尖叫、噪声、危险镜头等。

⑥和人争吵时,总是先发制人,喜欢挑衅别人。

⑦喜欢安静的环境。

⑧善于和人交往。

⑨羡慕那种善于克制自己情感的人。

⑩生活有规律,很少违反作息制度。

⑪在多数情况下情绪是乐观的。

⑫碰到陌生人觉得很拘束。

⑬遇到令人气愤的事,能很好地自我克制。

⑭做事总有旺盛的精力。

⑮遇到问题总是举棋不定、优柔寡断。

⑯在人群中从不觉得过分拘束。

⑰情绪高昂时,觉得干什么都有趣;情绪低落时,又觉得什么都没有

意思。

⑱当注意力集中于一事物时,别的事很难使我分心。

⑲理解问题总比别人快。

⑳碰到危险情景,常有一种极度恐怖感。

㉑对学习、工作,怀有很高的热情。

㉒能够长时间做枯燥、单调的工作。

㉓符合兴趣的事情,干起来劲头十足,否则不想干。

㉔一点小事就能引起情绪波动。

㉕讨厌做那种需要耐心、细致的工作。

㉖与人交往不卑不亢。

㉗喜欢参加热烈的活动。

㉘爱看感情细腻、描写人物内心活动的文艺作品。

㉙工作学习时间长了,常感到厌倦。

㉚不喜欢长时间谈论一个问题,愿意实际动手干。

㉛宁愿侃侃而谈,不愿窃窃私语。

㉜别人总是说我闷闷不乐。

㉝理解问题常比别人慢些。

㉞疲倦时只要短暂的休息就能精神抖擞,重新投入工作。

㉟心里有话宁愿自己想,不愿说出来。

㊱认准一个目标就希望尽快实现,不达目的,誓不罢休。

㊲学习、工作同样一段时间后,常比别人更疲倦。

㊳做事有些莽撞,常常不考虑后果。

㊴老师或他人讲授新知识、技术时,总希望他讲得慢些,多重复几遍。

㊵能够很快地忘记那些不愉快的事情。

㊶做作业或完成一件工作总比别人花的时间多。

㊷喜欢运动量大的剧烈体育运动,或者参加各种文艺活动。

㊸不能很快地把注意力从一件事转移到另一件上去。

㊹接受一个任务后,就希望把他迅速解决。

㊺认为墨守成规比冒风险更稳妥。

㊻能够同时注意几件事物。

㊼当我烦闷的时候，别人很难使我高兴起来。

㊽爱看情节起伏跌宕、激动人心的小说。

㊾对工作抱认真严谨、始终一贯的态度。

㊿和周围人的关系总是相处不好。

(51)喜欢复习学过的知识，重复做能熟练做的工作。

(52)希望做变化大、花样多的工作。

(53)小时侯会背的诗歌，我似乎比别人记得清楚。

(54)别人说我"出语伤人"，可我并不觉得这样。

(55)在体育活动中，常因反应慢而落后。

(56)反应敏捷，头脑机智。

(57)喜欢有条理而不甚麻烦的工作。

(58)兴奋的事情常使我失眠。

(59)老师讲新概念，常常听不懂，但是弄懂了以后很难忘记。

(60)假如工作枯燥无味，马上就会情绪低落。

气质得分统计表：

胆汁质	题号	2	6	9	14	17	21	27	31	36	38	42	48	50	54	58	总分
	得分																
多血质	题号	4	8	11	16	19	23	25	29	34	40	44	46	52	56	60	总分
	得分																
黏液质	题号	1	7	10	13	18	22	26	30	33	39	43	45	49	55	57	总分
	得分																
抑郁质	题号	3	5	12	15	20	24	28	32	35	37	41	47	51	53	59	总分
	得分																

气质类型的确定标准：

①如果某一项或两项的得分超过20，则为典型的该气质。例如，胆汁质超过20，则为典型胆汁质型；黏液质和抑郁质项得分都超过20，则为典型黏液质–抑郁质混合型。

②如果某一项或两项以上得分在 20 分以下、10 分以上,其他各项得分较低,则为该项一般气质。例如,一般多血质型;一般胆汁质-多血质混合型。

③各项得分均在 10 分以下,但某项或几项得分较其余项为高,则为略倾向于该项气质(或几项的混合)。例如,略偏黏液质型;多血质-胆汁质混合型,余类推。

④一般说来,正分值越高,表明该项气质特征越明显,反之,分值越低或越负,表明越不具备该项气质特征。

2. 形成进取豁达的为人处世原则

▶▶▶（1）把握现在,活在当下

昨天已经过去,再也无法重来,所以它是最不重要的;明天可以无限美好,但无人可以确定,充满变数;今天是我们唯一可以把握的,因此,它是最重要的! 请活在当下,好好把握每一个今天!

人际关系学大师戴尔·卡耐基在事业刚起步时,在密苏里州举办了一个教育班,随着业务的扩展,他在其他大城市陆续开了很多分部。他花了很多钱用于广告宣传,同时房租、日常办公等开销也很大,尽管收入不少,但过了一段时间后,他发现自己连一分钱都没有赚到。这种状态持续了很长一段时间。在这段日子里,卡耐基总是抱怨自己的疏忽大意,为此他一直很苦恼,整日里闷闷不乐、神情恍惚,眼看刚开始的事业将无法继续下去。最后卡耐基去找中学时的生理老师保罗·布兰德威尔博士。老师问他是否还记得他在上中学时,老师给他说过的“不要为打翻的牛奶哭泣”那句话。聪明人一点就透,听了老师的这句话,卡耐基恍然大悟,马上回忆起上中学时的那件往事,于是精神大振,心中的苦恼消失得无影无踪。在中学时的第一堂生理卫生课上,老师保罗·布兰德威尔博士把一瓶牛奶放在桌子边上。他们都坐了下来,望着那瓶牛奶。然后,保罗·布兰德威尔博士突然站了起来,一掌把那瓶牛奶打碎在水槽里,同时大声叫道:"不要为打翻的牛奶而哭泣!"接着他让所有学生来到水槽旁边,让他们好好看看流在水槽内的牛奶。他告诉学生们:"好好地看一看,因为我要你们这一辈子都记住这一课,这瓶牛奶已经没有了——你们可以看到它都漏光了,无论你如何抱怨,如何着急,都不可能再救回一滴。但只要你动一下脑子,先加以预防,那瓶牛奶就可以保住,可是现在已经太迟了。现在我们所能做的只能是把它忘掉,注意下一件事情。"错误已经酿成,后悔、埋怨、消沉都无济于事;如果不及时向前看,反而会阻碍新的前进步伐。最好的办法就是尽快忘记它,然后重新开始。是的,牛奶被打翻了,漏光了,怎么办?是看着被打翻的牛奶哭泣,还是去做点别的?记住,被打翻的牛奶已成事实,不可能重新装回瓶中,我们唯一能做的就是找出教训,然后忘掉这些不愉快。

▶▶▶ (2) 养心若水,滋润人生

　　水,清澈澄明、晶莹剔透,如水之心坦荡、纯真。
　　水,静谧恬淡、闲寂澹泊,如水之心安宁、平和。
　　水,汹涌澎湃、飞流直下,如水之心勇敢、进取。
　　水,海纳百川、广济天下,如水之心豁达、宽容。
　　水,因势成形、千依百顺,如水之心温柔、体贴。
　　水,长流不息、划伤即愈,如水之心坚韧、博大。
　　水,滋润万物、韬光养晦,如水之心慈悲、善良。
　　水,因时而变、涤古荡今,如水之心聪慧、睿智。
　　水,永远低流、深邃达观,如水之心知足、感恩。
　　每天修炼、感悟,养成如水舒畅、美丽之心。
　　网上有一篇《法国部长的深情与女人的终极魅力》的文章,可以视为"养心若水"现实版的写照之一,以下是文章的摘录。
　　法国现任经济部长马克隆是一位政治家,也是一位资深的投资银行家,还是一名哲学家、钢琴家。这个优秀男人的妻子是他曾经的法语老师,他17岁时爱上的女人,大他20岁。2007年,31岁的马克隆和51岁的法语老师结婚。网上看他们近期的度假照片,恩爱得着实让人吃惊。

照片中看马克隆的手势,这绝对是发自内心的深情相拥!

马克隆是一位被社会认可的成功男人,有才有貌多金有权势,38岁正当壮年,属于无限光明的上升期。而他的妻子似乎只是一位普通的法语老师,并且年近60,这年龄在我们看来,总是一个走向衰败的年龄。

于是,问题就来了,女人的终极魅力是什么呢?为什么58岁的女人能焕发出如此持久而强烈的吸引力?

网上马克隆夫人的信息太少,所以我只好选择另一位58岁的法国女人伊娜来探讨这个主题,我看她的照片5分钟就喜爱上了她!她看起来充满朝气!她的笑容让人完全忘记了她的年龄,只看到一位从容快乐、让人无法不喜爱的美丽女人。

伊娜曾经是法国最有名的模特,现在是一位设计师、作家和时尚顾问,法国票选的"最优雅女人"第一名。

关于女人的终极魅力,法国媒体给伊娜的评价或许可以作为答案,概括起来是5个词:都市感、新奇、反叛、优雅、慈爱。

伊娜出过一本风靡全球的书,叫《巴黎女人的时尚经》。里面有一段表达了她对都市文化的理解。她说:巴黎的魅力在于,虽然处在一个全球化的世界里,但是在巴黎,你仍能寻到宛如"世外桃源"的小地方,遇到默默地充满才华的小人物,甚至漫步在街头,一个普通的景象都能给予你灵感,帮助你认识自我。

在都市生活里体验多元文化,从平凡的都市细节中发现人生真谛,这是优秀都市女性的特质。

谈到这里,我想起在微博关注的一位移居加拿大的上海妈妈,她曾经是500强企业的高管,移民加拿大后当了全职太太。两个国家环境文化的差异是巨大的,她50岁开始学习园艺、摄影、烘焙、做香皂、缝纫,她把自己的花园打理成那一带最美的院子,她的甜点让她与越来越多的当地人成为好朋友,她的手工精油皂更成为微博粉丝们热追的抢手货,她还培养了两个极其优秀的女儿。

以开放的心态,去适应不同的环境与文化,坚持学习,从不放弃生活,就是最棒的都市女性的精神。

伊娜曾经是 80 年代最出名的法国模特，Chanel 的第一位御用模特，法国政府曾以她为原型，塑立 Marianne（玛丽安，法国的"自由女神"）雕像。

后来伊娜在最巅峰的时候转行当了设计师。别人都不看好，可是她竟然坚持多年，而且越干越出色！如今的伊娜，不仅是出色的设计师，还是位出色的记者、作家、时尚顾问，她出版的《巴黎女人的时尚经》全球销售量过百万。

一个又一个意料之外的惊喜，予人无穷的新奇感，让人忍不住佩服、爱慕。

伊娜敢于在最风光的时候急流勇退，敢于重新定位社会角色，重新学习，这都是特别有勇气的选择。最近关于窦唯的一篇文章很红，里面一句话我特别喜欢："在名利圈的顶峰翻滚过，还能一尘不染全身而退，他不体面，谁体面？"是啊，有几个人能抵住名利的诱惑，进退不惧，把持常人之心？

一个有勇气的女人还能给男人更多的力量，比如李安的夫人林惠嘉。

李安 30 来岁的时候最为穷困潦倒，在电影行业找不到工作，仅靠夫人的薪水养家养儿。于是李安偷偷去学电脑想找份工作，林惠嘉知道了生气地问李安："安，还记得你的梦想吗?!"

敢问有几个女人会这样说？传统文化里，男人 30 岁没有收入靠老婆养家简直是大逆不道的事情，绝大多数女人都会说："你找份工作吧，别想那些不靠谱的，安安分分过日子吧。"可林惠嘉尊重的是梦想！这就是无与伦比的勇气，不惧传统观的反叛精神。

伊娜的优雅毋庸置疑，她的那本《巴黎女人的时尚经》，就是教女性如何成为时髦优雅的法式风情女人。

伊娜这样写道："我花了相当长的时间，甚至于一生，才从充斥着高级时尚元素的世界中领悟到，人们无需拥有太多时尚单品就可以体现优雅品味。对我来说，最重要的是美、创造性和优雅，而这些其实都与价格无关。"优雅真的是综合教养，与钱无关。

逛微博，有时候看一个女人的文字就觉得她好优雅，比如李健的夫人孟小蓓,"真初以待,心相敬爱""三日入厨下,洗手做羹汤""杳杳老巷枝枝新",只言片语足以见其情趣、见识、性情,再看她的照片,果然是一位优雅的窈窕淑女。

慈爱,换句话说就是内心充满爱。

为什么我看伊娜的照片5分钟就能喜爱上她?因为她的笑容啊!真是开朗、率真、善意、温暖、充满了爱的笑容!

而慈爱,总会让人联想到夕阳下满布皱纹的脸庞上那种笑容,和小女孩自己开心的笑容不同的是,那是为了你而展露的笑容!

是的,为了你,如果你认真的感受到了,那,就是爱!

爱的笑容,才是女人最致命的诱惑力。

优雅、慈爱、勇于实现美梦、微笑着应对不同的境遇、有自己的"世外桃源"、让自己"一尘不染"等等,都是"养心若水,滋润人生"的点点滴滴……

▶▶▶(3) 与人为善,心中有花

慈悲为怀、善良真诚的人就如同心里种着美丽的鲜花,看周围的人和景物都如美丽的鲜花,自己也充满了愉悦和快乐。

两个人坐在岸边晒太阳。

甲问乙:"你看我现在的样子像什么?"乙说:"你现在的样子很像一朵美丽的花。"

然后乙问甲:"你看我现在的样子像什么呢?"甲忽然灵机一动,说:"你现在的样子活像一堆烂泥!"乙笑了笑,没有再说什么。

甲回到家里,得意地跟自己的父亲提起这件事,他父亲说:"难道你还不明白,人家是心中有花,所以才看你像花;你是心中有烂泥,所以看人才如烂泥啊!"

故事摘自《生活禅》

心态决定结果。心中有花,想必此人看待世界也一定有花,心情也美妙如花,这就是豁达,这就是宽容,这就是善良……心中有烂泥,看世界也必定是烂泥一团。改变心态,世界也随之改变。

无论遇到什么困难险阻、挫折危机,我们的心中一定要有花,心中有了花,才有可能解决问题。

有两个应聘者到一家公司面试,经理把第一位应聘者叫到办公室,问道:"你觉得你原来的公司怎么样?"应聘者面色忧郁地答道:"那里糟透了。同事们尔虞我诈、勾心斗角;部门经理粗野蛮横、以势压人;整个公司暮气沉沉,在那里工作让人感到十分压抑,所以想换个理想的地方。""我们这里恐怕不是你理想的乐土。"经理说。于是这个年轻人满面愁容地走了出去。第二个应聘者也被问到这个问题,他答道:"我们那儿很好,同事们待人热情、乐于互助;经理们平易近人、关心属下;整个公司气氛融洽,工作起来也十分愉快。如果不是想发挥我的特长,我真不想离开那儿。""你被录用了",经理笑吟吟地说。

其实,有时候所谓烦恼和快乐都是因个人心态不同而造成的。只会抱怨的悲观者看到的总是灰暗的一面,即便到春天的花园里,他们也像戴着墨镜看一样,灰蒙蒙的,看到的也只是折断的残枝、墙角的垃圾。而乐观者看到的却是姹紫嫣红的鲜花和飞舞的蝴蝶。自然,在乐观者的眼里到处都是春天。

当然,我们也不得不承认,这个世界确实有阴暗面、有犯罪、有坏人,也有处处令人不愉快的人,所以,对于那些"心中有烂泥"或"话不投机半句多"的人,我们不必勉强自己与之相处,更不能宽容罪恶与不道德行为。

3. 确立人生目标

很多人经常会慨叹:"我不知道自己想做什么、想成为什么样的人……"这样的人应思考:"我最需要什么?我的美梦是什么?我最想成为什么样的人?我最想做什么?"

要拥有睿智人生,最重要的是要有梦想和人生目标。人与人之间最重要的差别并不是天赋和机遇,而在于有无梦想。穷人之所以是穷人,最根本的原因在于没有立下成为富人的目标。人们常说:"有什么别有病,没什么别没钱。"有钱人比穷人富一千倍,就能说明他们比穷人聪明一千倍吗？绝对不是。现代科学表明，正常人的资质相差不多，人之间的巨大差异是后天造成的。我们常常可以看到中小学同学、大学同学毕业时大家起点一样，而过了十年二十年，同学再聚会时，就会发现大家各不相同，有的人开着奔驰、宝马、沃尔沃，有的人开着帕萨特、宝来，而有的人骑着自行车；有的人是公司老总，有的人是厅长、局长，有的人是大学教授，有的人是普通职员，有的人下岗待业……大家的差距由此可见。难道同学之间的智力差距真有那么大吗？绝对不是！关键在于人生目标的确立。

人生有了目标，就会产生一种流淌着的动力。即使是茫茫的黑夜，也不致迷失方向。就如居里夫人所说："当你有一个伟大目标时，你就会把工作当做休息。"虽然不是所有的目标都能实现，然而，假如人生没有目标，将会一生迷茫，一事无成。就像贸易巨子宾尼所说："一个心中有目标的普通职员，会成为创造历史的人；一个心中没有目标的人，只能是个平凡的职员。"

一个小男孩在上初中时，按老师"长大后的志愿"的命题，洋洋洒洒写了7张纸，描述他的伟大志愿，那就是想拥有一座属于自己的牧马农场，并且仔细画了一张200亩农场的设计图，上面标有马厩、跑道等的位置，然后在这一大片农场中央，还要建造一栋占地400平方英尺的巨宅。但老师给他打了一个又红又大的F，旁边还写了一行字：下课后来见我。脑中充满幻想的小男孩下课后去找老师："为什么给我不及格？"老师回答道："你不要老做白日梦。你没钱，没家庭背景，什么都没有。盖座农场可是个花钱的大工程，你要花钱买地、花钱买纯种马匹、花钱照顾它们。"他接着又说："如果你肯重写一个比较不离谱的志愿，我会给你打你想要的分数。"小男孩回家后反复思考，然后征求父亲的意见。父亲只是告诉他："儿子，这是非常重要的决定，你必须自己拿定主意。"再三考虑几天后，他决定原稿交回，一个字都不改，他告诉老师："即使拿个大红字，我也不愿放弃梦想。"二十多年以后，这位老师带领他的30个学生来到那个曾被他指责的男孩的农场露营一星期。离开之前，他对如今已是农场主的男孩说："说来有些惭愧。你读初中时，我曾泼过你冷水。这些年来，也对不少学生说过相同的话。幸亏你有这个毅力坚持自己的目标。"

从进取豁达的角度看,确立人生目标的原则包括:①尽可能实现自己最高层次的美梦。②根据自己的能力、潜能、兴趣、爱好等综合情况确立。③参考社会环境、客观条件等综合情况确立。

作家斯贝克一开始并没有意识到自己会成为作家,他曾几次改行。刚开始,因为身高一米九多,爱上了篮球运动,他成为市男子篮球队员。后来因为他球技一般,年龄渐长,又改行当了专业画家。他的画技也无过人之处,当他给报刊绘画时,偶尔也写点短文。逐渐地,他发现了自己的写作才能,从此走上了文学创作的道路。

阿西莫夫有一天突然发现:"我不能成为一个第一流的科学家,却能够成为一个第一流的科普作家。"于是,他把全部精力放在科普创作上,终于成为当代世界最著名的科普作家。

伦琴原来学的是工程科学,后来在他老师的影响下,做了一些物理实验,逐渐感觉自己干这一行最合适,后来成了著名的物理学家。

4. 进取豁达地定位与规划不同人生阶段的目标

对人从生到死的概括莫过于那句中国人都喜欢引用的古训:十岁不愁、二十不悔、三十而立、四十不惑、五十知天命、六十耳顺、七十古稀、八十耄耋。又如子曰:吾,十有五,而志于学,三十而立,四十而不惑,五十而知天命,六十而耳顺,七十而从心所欲,不逾矩。

每个人生阶段的需求、特点和安排都不一样。

▶▶▶(1)儿童期:培养良好的个性与整体素质,发掘创新潜力,尊重兴趣爱好

学龄前期与学龄期是培养一个人的个性和整体素质的关键时期,而两三岁孩子开始进入"第一反抗期",心理发展出现独立的萌芽,自我意识开始发展,好奇心强,有了自主的愿望,不听话了,喜欢自己的事情自己做,不希望别人来干涉自己的行动,一旦遭到父母的反对和制止,就容易产生说反话、顶嘴的现象,此时最喜欢说的就是"不……"。这是孩子个

性形成的关键期,父母教养态度正确与否,直接影响到孩子良好的个性品质的形成。因此父母应该做到:①理解孩子、尊重孩子,并因势利导,培养孩子的创新思维。②相信孩子,满足孩子的好奇心和合理要求。③不能娇惯、放纵孩子。方法包括心平气和地讲道理,讲解有关知识,说明不能满足他的要求的原因,抑制任性、执拗行为的发生。亦可设法转移孩子的注意力,用另一种使他更感兴趣的事来吸引他,从而使他放弃那个不正当的要求。在劝说无效的情况下,明确表示父母的态度:不合理的要求,再闹也不能满足,然后立即走开,用冷处理的方法来终止孩子不合理的要求。

另外,可谓"种下什么就会收获什么",父母应因势利导,培养孩子的良好人格品质。

一个成功的富商和一个罪犯,在回忆童年往事时,有一件事非常相似。

犯人说:小时候,妈妈给我和弟弟买了两双鞋子,一双是布鞋一双是皮鞋。妈妈问我们,你们想要哪一双?我一看那双皮鞋,好漂亮,我非常想要。可是弟弟抢先喊:"我要皮鞋!"妈妈看了他一眼,批评他道:"好孩子要学会谦让,不能总把好的留给自己。"我心里一动,改口说:"妈,我要布鞋好了。"妈妈听了很高兴,就把那双皮鞋给了我。我得到了我想要的东西,也从此学会了撒谎。以后,为了得到每一件我想得到的东西,我都会不择手段,直到我进了监狱。

成功的富商说:小时候,妈妈给我和弟弟买了两只芒果,一只大些一只小些。妈妈问我们,你们想要哪一只?我一看那只大芒果,很好吃的样子,我非常想要。可是弟弟抢先说:"妈妈,我要大的。"于是我就跟妈妈说:"妈妈,我和弟弟都是你的孩子,我们应该比赛得到那只大芒果,因为我也想要大的。"于是我和弟弟开始比赛,我们把家门外的木柴分成两组,谁先劈好谁就有权得到大芒果,最后,我赢了。以后,为了得到每一件我想得到的东西,我都会努力争取第一,因为我知道通过努力,就能得到奖赏。

可以说,人有无限的创新潜力,而是否能表现出来,并造福人类,与童年期是否受到鼓励和培养关系非常密切。

据报道，某幼儿园 500 多名师生在约一年内，已经自制创新玩具上千件，并专门设立了分为科普知识和传统文化两大类六个展区的自制玩具展示区。粗糙的水车、简易的茶庄、用塑料管做成的蚊子吸血器官……这些由该校师生共同制作的玩具，和市场上出售的玩具相比，都加入了创新元素，兼具科学性、启迪性和兴趣性。

很明显，这是激发孩子创新潜力的有力举措。纵观历史，不少发明家在童年时已经显现了其创新潜力。

爱迪生小时候就热爱科学，凡事都爱寻根追底，都要动手试一试。有一次，他看到母鸡在孵蛋，就好奇地问妈妈："母鸡为什么卧在蛋上不动呢？是不是生病了？"妈妈告诉他，这是在孵小鸡，过一些日子，蛋壳里就会钻出鸡宝宝来。"听了妈妈的话，爱迪生感到新奇极了，他想，母鸡卧在鸡蛋上就能孵出小鸡来，鸡蛋是怎样变成小鸡的呢？人卧在上边行不行？他决定试一试。爱迪生从家里拿来几个鸡蛋，在邻居家找了个僻静的地方，他先搭好一个窝，在下边铺上柔软的茅草，再把鸡蛋摆好，然后就蹲坐在上边，他要亲眼看一看鸡蛋是怎样孵成小鸡的。天快黑下来了，还不见爱迪生回家，家里的人都非常着急，于是到处去找他。找来找去，才在邻居的后院找到了爱迪生。只见他坐在一个草窝上一动也不动，身上、头上沾有不少草叶。家里人见了，又生气又好笑，问他："你在这儿干什么呢？""我在这儿孵蛋啊！小鸡快要孵出来了。""孵什么蛋，快点出来！"爸爸大声喝道。"母鸡能孵蛋，我要看看怎样孵出小鸡来。""不行，不行！快回家！"爸爸又喝斥道。妈妈却没有责怪和取笑他，因为她知道这孩子的性格，微笑着说："人的体温没有鸡的体温高，你这样孵是孵不出来的。"爱迪生虽然没有孵出鸡来，但是通过这次孵蛋活动增长了知识。

家长和孩子本人都应该尊重孩子的兴趣爱好，发挥及发展其特长。

德国作曲家亨德尔在尚未学会说话时就开始学习演奏乐器，10 岁时就创作了 6 首乐曲。亨德尔的父亲是宫廷理发师，他希望儿子成为律师，看到儿子如此爱好音乐，十分担忧，并采取了严厉的措施，禁止儿子演奏乐器，甚至不让儿子上小学，因为小学有音乐课。可是亨德尔根本就不理会父亲的苦心,白天不行,他就在夜深人静时起床练琴,为了不被人发觉,只好不出声地练。他最后成为与巴赫齐名的音乐巨匠。

▶▶▶(2)少年期:提高心身素质,认识自我,培养世界观与人生观

少年期的人生规划重点包括:①正确认识自己,树立良好的自我意识。②注意世界观和人生观的培养。③注意用脑卫生,注意学习的心理卫生。④提高社会适应能力和人际交往能力。⑤培养坚强意志,提高耐受挫折的能力。

20世纪30年代,英国一个不出名的小镇里,有一个叫玛格丽特的小姑娘,自小就受到严格的家庭教育。父亲经常向她灌输这样的观点:无论做什么事情都要力争一流,永远做在别人前面,而不能落后于人。"即使是坐公共汽车,你也要永远坐在前排。"父亲从来不允许她说"我不能"或者"太难了"之类的话。对年幼的孩子来说,他的要求可能太高了,但他的教育在以后的年代里被证明是非常宝贵的。正因为从小就受到父亲的"残酷"教育,才培养了玛格丽特积极向上的决心和信心。在以后的学习、生活或工作中,她时时牢记父亲的教导,总是抱着一往无前的精神和必胜的信念,尽自己的最大努力,做好每一件事情,事事必争一流,以自己的行动实践着"永远坐在前排"的教导。

玛格丽特上大学时,学校要求学五年的拉丁文课程。她凭着自己顽强的毅力和拼搏精神,硬是在一年内全部学完了。令人难以置信的是,她的考试成绩竟然名列前茅。其实,玛格丽特不仅是学业上出类拔萃,她在体育、音乐以及学校的其他活动方面也都一直走在前列,是学生中凤毛麟角的佼佼者之一。当年她所在学校的校长评价她说:"她无疑是我们建校以来最优秀的学生,她总是雄心勃勃,每件事情都做得很出色。"

正因为如此,40多年以后,英国乃至整个欧洲政坛才出现了一颗耀眼的明星,她就是连续四年当选为保守党领袖,并于1979年成为英国第一位女首相,雄踞政坛长达11年之久,被世界政坛誉为"铁娘子"的玛格丽特·撒切尔夫人。

"永远都要坐前排"是一种积极的人生态度,激发人们一往无前的勇

气和争创一流的精神,这种精神应在青少年阶段就养成。

在这个世界上,想坐前排的人不少,真正能够坐在"前排"的却总是不多。许多人不能坐到"前排"的原因,就是因为他们把"坐在前排"仅仅当成一种人生理想,而没有采取具体行动。那些最终能成功坐到"前排"的人,是因为他们不但有理想,更重要的是他们把理想变成了行动。

一位哲人说过:无论做什么事情,你的态度决定你的高度。撒切尔夫人的父亲对孩子的教育给了我们深刻的启示。

▶▶▶ (3)青年期:学习生存技能,积累人生资源,规划美妙人生

根据世界卫生组织 WHO 提出的年龄分段:18~44 岁为青年人;而根据我国的年龄分段,18~40 岁为青年期阶段。

这一时期身心发展变化的特点比较平稳,不像童年期、少年期、青春期或老年期那么显著和剧烈。这一时期相当于生理学上的成熟期。

1)要敢于尝试,不怕挫折与失败,有信心、有抱负,不怕苦、不怕累,学习与积累生存、生活的技能、资源,勇于为自己的理想与美梦积极奋斗。

傲胜国际有限公司(OSIM)执行总裁沈财福,当年是靠销售晾衣架而成为大老板的。

沈财福 20 岁初踏入社会大学时,并非一开始就当上大老板。当年,他投下一点小钱做小本生意,专卖些家庭用品如刀、磨刀器、活动晾衣架等等。

沈财福回忆说:"那时候我主要是售卖活动晾衣架,所以常常提着它一户户敲门,吃闭门羹是常有的事。"不过,沈财福坚信,吃得苦中苦方为人上人,因此无论多辛苦,从不轻言放弃。在沈财福出色的经营手法下,傲胜的业务蒸蒸日上,公司的一些产品如按摩椅、脉冲电疗仪、脚底按摩器等等,都非常受欢迎。

除了新加坡,傲胜的业务也遍布全球,包括中国、泰国、马来西亚、印尼、美国、中东等国家和地区。

这点对于青年早期尤为重要,因为过了 35 岁,毕竟心身状态与青年早期有所不同了,身体也不如二十多岁时"经熬"了;多数人已经"上有

老、下有小"，做任何决定都不能只考虑自己了，所以"胆子小了"；而且身边不少同龄人可能已经"小有成就"，年轻的一辈也开始成熟了，于是不由自主地开始比较，更爱"面子"了。因此要做到这些就会越来越困难、越来越感到辛苦了。

西谚说："年轻的本钱，就是有时间去失败第二次。"等到我们老了，就已经不太可能勤奋工作了，所以年轻时努力奋斗是很重要的。

一位哲人说："你的心态就是你真正的主人。"一位伟人说："要么你去驾驭生命，要么是生命驾驭你。你的心态决定谁是坐骑，谁是骑师。"

人的精力和时间是有限的，聪明睿智之人应尽量在 35 岁以前学会本行业所需要的一切知识并有所发展。每个人在年轻时都可能有过彻夜不眠、刻苦攻读的经历，这在 20 岁或 30 岁都没有问题，但到了 35 岁，就不应该再为学习基本技能而大伤脑筋了，而应该进一步充实和提高了。35 岁之前是一个人知识的原始积累阶段，35 岁之后就应该进入人生更高层次了。

众所周知，世界首富比尔·盖茨是 23 岁左右开始创业的；而我们国内报道的一位 29 岁的亿万富翁，是在他 21 岁时开始创业的。

沃森是在他 25 岁时在英国的《自然》杂志上发表震惊世界的有关发现 DNA 双螺旋结构的论文的。美国 facebook 的创始人马克·扎克伯格，个人财富超过华人首富李嘉诚，在进入全球顶级亿万富豪榜 20 强时年仅 31 岁。

已故零件大王布鲁丹在他 35 岁时，已经成为零件行业的领袖，并且组建了年收入达千万美元的海湾与西部工业公司。

2）要善于积累生存、生活与发展的财富。

随着年龄的增长，年轻人开始要养家糊口，既要孝敬供养长辈，又要培养教育下一代，担当起生活的重担，因此，积累生存、生活与进一步发展的财富是非常重要的，当然这也包括物质财富和精神财富，进取而豁达，才能睿智地享受人生。

拥有全国政协委员、全国民营企业家杰出代表头衔的刘汉元，四川眉山县人，通威集团总裁。他经过 18 年的创业，使企业成为了国内最大的水产饲料及主要畜禽饲料的生产商。他所在的集团拥有四千名员工,正在向世界水产饲料业霸主地位前行。2002 年,他被《财富》杂志认定为全球 40 岁以下最成功的商人——在亚洲仅有 13 人获此殊荣。作为一个如此规模企业的老板,刘汉元的时间是非常紧张的,他的办公桌上总是摆满了各种各样留给他批阅的商务文件。然而,不管再忙,哪怕身处天涯海角,每月的月底他都要飞到北京大学光华管理学院参加 EMBA 班的学习。

大老板们之所以成为大老板,是他们既善于积累物质财富,又善于积累精神财富。

3) 探索与规划适合自己的美妙人生,寻找与享受适合自己的甜蜜爱情,建立温馨和谐的家庭。

我们必须给自己的人生做一个定位:自己到底想要做一个什么样的人? 要以什么为业? 希望成就什么梦想? 最大的美梦是什么? 认真分析自己的兴趣爱好、能力、个性,即自己想做什么? 能做什么? 适合做什么?

确定了自己的奋斗目标,就进取豁达地去实现。

《福布斯》世界富豪、软件银行集团董事长兼总裁、日籍韩裔富豪孙正义 19 岁的时候曾做过一个 50 年生涯规划:20 多岁时,要向所投身的行业,宣布自己的存在;30 多岁时,要有 1 亿美元的种子资金,足够做一件大事情;40 多岁时,要选一个非常重要的行业,然后把重点都放在这个行业上,并在这个行业中取得第一,公司拥有 10 亿美元以上的资产用于投资,整个集团拥有 1000 家以上的公司;50 岁时,完成自己的事业,公司营业额超过 100 亿美元;60 岁时,把事业传给下一代,自己回归家庭,颐养天年。从一个弹子房小老板的儿子,到今天闻名世界的大富豪,孙正义只用了短短的十几年。现年 58 岁的孙正义已逐步实现着他的梦想。

甜蜜爱情是人类永恒的追求,因此是人类永恒的主题,18~44 岁的青年期正是寻找与享受甜蜜爱情的黄金时期,是正常恋爱、结婚、组织家庭、生儿育女的重要阶段,家是人类最重要的源泉与依靠,是每个人休养生息的港湾,爱与温暖是家的灵魂,亲人、亲情与温馨是家的重要元素。

有一个故事令人感慨万分:

在美国洛杉矶,有一个醉汉躺在街头,警察把他扶起来,一看是当地的一个富翁。当警察说送他回家时,富翁说:"家?我没有家。"警察指着远处的别墅说:"那是什么?""那是我的房子",富翁说。

富翁认为自己没有家,说明他没有感受到爱,也没有温暖。有了亲人、有了亲情、有了爱,就有家的感觉,尽管他们没有住所,"无家可归",但依然有"家"的感觉,这就是爱的力量。

当然,我们在"人生多根支柱"里也提到,即使是一个人住的"家",也可以充满爱与温馨!因为没有一个人会单独住在这个地球上,爱包括爱情、亲情、友情、自爱、对人类之爱、对社会之爱、对自然之爱、对万物之爱……爱是无尽的,而自爱是所有爱的基础,一个人连自己都不爱,就谈不上爱别人和拥有其他爱了。

▶▶▶(4)中年期:攀登与享受事业的高峰

根据 WHO 的年龄分段,45~59 岁为中年人,而根据我国的年龄分段,41~65 岁为中年人,包括:壮实期 41~48 岁;稳健期 49~55 岁;调整期 56~65 岁。而因为人类的平均寿命在不断地延长,有人提出 75 岁以内仍属于中年人。

中年期生理和心理机能都较稳定,各方面均已有一定的积累,进入生命的鼎盛期,但各方面的压力也相对较大。这时期也是事业高峰鼎盛期。

纵观历史,不少成功人士的事业高峰或顶峰均出现在中年期,我们先看看联合国五个常任理事国部分有影响力的国家领导人的年龄。

美国:华盛顿 57 岁(开国总统);林肯 51 岁(平息内战,解放黑人);富兰克林·德拉诺·罗斯福 54 岁(二战时总统);最近三任总统是克林顿 46 岁、小布什 54 岁、奥巴马 47 岁。

前苏联及俄罗斯:列宁 47 岁(开国领袖);斯大林 45 岁(以上是前苏联最伟大的两位领导人);普京 47 岁(深孚众望,领导了俄罗斯的中兴,连任后,隔了一任,再当选);韦德韦杰夫 43 岁。

英国:撒切尔夫人 54 岁(英国第一位女首相,领导英国摆脱危机,果断出兵马岛获胜);以下是撒切尔夫人之后的三位,也是最近的三位,梅杰 47 岁,布莱尔 44 岁,布朗 56 岁。

法国:戴高乐54岁(第二次世界大战后复国的第一位领袖);戴高乐以下各位是蓬皮杜58岁、德斯坦48岁、密特朗65岁、希拉克63岁、萨科齐52岁、奥朗德58岁。

中华人民共和国:毛泽东56岁(开国领袖,打江山不易,但比华盛顿还年轻一岁);华国锋55岁(比毛泽东当国家领袖时年轻一岁);邓小平74岁(1978年十一届三中全会中当选军委主席,成为第二代领导核心,为中国的领导干部年轻化建设做出了不可磨灭的贡献。1989年辞去军委主席职务。1992年发表南巡讲话,有力地推进了中国社会的法制化建设);江泽民63岁(1989年当选总书记);胡锦涛60岁;习近平60岁。

再看获诺贝尔奖的世界著名科学家,平均获奖年龄为59岁。而且,很多获奖者虽然获奖时年龄已较大,但其获奖成就是在30~50岁之间取得的。

可见,中年期是问鼎、收获和享受事业、工作成就最高峰的鼎盛时期,应睿智地充分整合与利用资源,在"昨夜西风凋碧树,独上高楼,望尽天涯路"、"衣带渐宽终不悔,为伊消得人憔悴"之后,达到"蓦然回首,那人却在灯火阑珊处"的境界。只要睿智,一定能享受到"美梦成真"的最高境界。

中年期进取豁达的人生规划:①保持健康年轻的良好心身状态。②进取豁达和稳健地攀登事业高峰。③积累与享受丰富物质财富,为自己的事业发展、目前及将来老年期的物质享受,同时也为奉养长辈、支持晚辈奠定基础。④积累与享受丰富精神财富,不断推进自己的事业发展,不断丰富自己的精神享受、不断提高自己的精神层次,同时也为晚辈做出表率。⑤积累与享受丰富社会资源,包括人脉资源、社会地位等。

晓月已过了48岁生日,她年轻时一直与丈夫一起拼搏,出国"镀金"、回国开厂、做股票、开物业管理公司……现在虽然称不上"亿万富婆",但已有稳定的较好的经济基础,衣食无忧,她依然工作,管理自己的小物业公司,丈夫管理工厂。她的生活态度是要有工作,并不断积累财富,但不辛苦,以享受为主,她非常注重养生,每晚十点前睡觉,早睡早起,习惯午休,下午三点下班,享受水果、美食,她非常注重饮食健康,但对奢侈品不感兴趣。她经常约同学、朋友聚会,经常慷慨买单,有朋友邀她扩大生意,她婉拒了,理由是觉得现在的状态非常好,钱是赚不完的,钱的功能就是让自己舒服,不能因为赚钱而给自己增加压力。

她非常清晰自己在什么年龄阶段应该做什么、享受什么,年轻时不断努力进取,到了中年期,应该逐渐增加豁达的比例,开始享受自己已获得的成果,享受自己感到轻松快乐和理想的生活,她已达到"随心所享"的境界!

▶▶▶ **(5) 老年期:保持身体健康、心情愉悦,欣赏与享受自己的人生成果**

WHO 对老年期的划分为:60~74 岁为年轻老年人,75~89 岁为老年人,90 岁以上为长寿老人。而根据我国的年龄分段,66 岁以后为老年期,包括:初老期 67~72 岁;中老期 73~84 岁;年老期 85 岁以后。

老年期是人生过程的最后阶段。特点是身体各器官组织出现明显的退行性变化,心理方面也发生相应改变,衰老现象逐渐明显。由于各种变化包括衰老是循序渐进的,人生各时期很难截然划分。衰老与一般健康水平有关,不同时代、不同地区的人,衰老进度也不同。多数人的衰老变化在 60 岁左右开始显著。因此,从医学、生物学的角度,规定 60 岁或 65 岁以后为老年期,其中 80 岁以后属高龄,90 岁以后为长寿期。

1)保持心身健康。

老年期的保持心身健康的要点包括:①对生活意义的追求和对生命价值的追求是老年人心身健康的基础。②合理安排生活,进行适当的身体锻炼,保持心身健康。③保持社会接触和社会生活。④不断学习新知识,注意脑功能锻炼,预防和延缓心理衰老。⑤防治老年性痴呆。预防包括适当用脑,恰当的营养,发现有症状及时就诊、治疗,推迟其进展速度。

有关老年人的养生,中医有"四时有序、起居有时、饮食有节、运动有法"的说法。

四时有序:春温、夏热、秋凉、冬寒,其规律为春生、夏长、秋收、冬藏。中医认为,人们的生活起居和思想情绪都应适应这种规律。一般说来,春回大地,气候转暖,阳气生发,万物发萌,老年人可以适当地踏青散步,让身体沐浴在春光之中,让微风拂煦,吸收大自然的活力。夏季日照长,阳光充沛,万物生长旺盛。可以使机体积蓄充足的阳气,从而提高人体的抵抗能力,为适应冬季的严寒气候做好准备。夏季暑气逼人,老人应注意避暑,不宜过于贪凉。老人要经常洗澡,以使皮肤疏松,体内的阳热之气得以发泄,同时炎热气候下要调息静心,避免发怒。秋季气候转凉,天高气爽,燥气较盛,须防秋燥。深秋时期,秋风劲急,万物萧条,此时老人活动相应地逐渐减少,注意收敛神气,为身体内部阳气的潜藏做好准备。冬季天寒地冻,草木凋零,万物闭藏,阴寒之气较盛,老人更需避寒保暖,以维护阳气不使外泄,锻炼亦应以室内为主,随时注意养精蓄锐,从而迎接来年春天之生发。

起居有时:起居作息遵循生活规律,也是强身延年的关键。《素问·四气调神大论》就有季节卧起早晚之宜,春季"夜卧早起,广步于庭",夏季"夜卧早起,无厌于日",秋季"早卧早起,与鸡俱兴",冬季"早卧晚起,必待日光"。这是指人的起居,要符合季节、气候的变化。一天之中,无论工作、学习还是娱乐都要合理安排,这样不仅能提高工作效率,且能增加生活的情趣。

饮食有节:"节"是节制、节律,饮食质和量太过或不足,饮食无定时,均可谓之不节。老年人肠胃功能减弱,饮食一定要有节制,适时适量,饥饱适中。切忌暴饮暴食或节制过度。老年人的饮食种类与调配要合理,《黄帝内经》中"五谷为养,五畜为益,五菜为充"就是说主食、肉类、蔬菜都能养人,有益身体,饮食要多样化,以清淡可口、易于消化、营养丰富的饮食为宜。对生冷、辛燥食品,应少食。至于老年人饮酒,须"勿令致醉",嗜酒过度,久之可以成为酒癖、酒疸等病。

运动有法:老年人一般好静不好动,而生命又在于运动,因此必须劳逸适度。老年人不宜强度大的劳动,但进行轻微的劳动、运动是十分必要的。如打太极拳、八段锦或练习剑术等,都可以坚持,这样既可以健身,又可以防病。有的老年人长期练太极拳,高血压得到控制。而体质较弱者,可采用散步、养花等,锻炼时应量力而行、循序渐进、持之以恒,久而必见功效。

老年人心理健康，"南方健康网"登载了"四有""五要"。

四有：是指有个老伴、有个老窝（属于自己的家）、有点老底（积蓄）、有几个老友。

五要：是指要掉（放下架子）、要俏（穿着打扮漂亮）、要笑（乐观愉快）、要聊（有交流与宣泄的渠道）、要跳（适量运动）。

人生走到最后阶段，一定要"随心所享"，做自己想做的事情，一定不要勉强自己，也没有必要勉强自己。同时，也不要勉强别人，不要把自己的意愿强加于儿女。

于姨已过70岁，老伴已去世，一直与儿子同住，她决心一辈子跟着儿孙。儿子非常孝顺，家庭经济达小康水平，衣食无忧。儿子和孙子是她的命根子，她极其关心他们，所以从对儿子和孙子健康有好处的观点出发，有很多要求，令儿媳无法忍受，她很清楚儿子和儿媳才是孙子的监护人，但她却认为正因如此，她更要尽力干涉孙子的起居、学习、发展，经常与儿媳争吵，每次她都认为是儿媳的错，自己完全没有错，搞得家无宁日。她很讨厌做家务，但看到儿子做又不忍心，自己去做，做了又觉得很辛苦，她心目中认为应该是儿媳做的，她在其女儿幼年时就强迫自己女儿做家务，无法强迫儿媳，就总埋怨儿媳"懒"。她还将自己对穿衣的要求强加于早已成年的女儿，对女儿的衣着评头论足，让儿子、儿媳、女儿与她在一起都很有压迫感，非常难受。她自己也觉得自己"很不幸"。

如果于姨做的事情不是把自己的观点强加于儿子、儿媳和女儿，她可以过得很幸福。

老年人应注意让自己的心胸变得豁达，理解、宽容儿女不同的观点，因为企图将自己的观点强加于人的唯一结果是让自己和别人都难受。儿女再孝顺，若总被伤害，也难以承受，每个人都有自己的自尊、自己的生活、自己的观点，两代人要相互尊重、相互理解，才可相处愉快。

两代人之间多有"代沟"，西方人尊重个人隐私和自由，极少"两代同堂"、"三代同堂"等，分开居所，互不干涉，没有摩擦，各自过自由自在的生活，每到节假日，一家团聚，其乐融融。其实这种生活方式可以提高生活质量，很值得借鉴。上面提过老年人要有"老窝"，如果老人的住所与儿女的住所很近,有人提出"一碗汤的距离",即端一碗汤从一处走到另一处,汤不会变凉,则既可以互相照顾,又不会因很多观点不同而发生摩擦,可使生活质量更高,一家人感情更好。

2)欣赏与享受自己的人生旅程。

老年期是"随心所享"的阶段,没有工作的压力,可以细细欣赏自己的人生旅程以及世间的一切。

有人用"度日如年、坐以待币、居无定所、搵食艰难"幽默地自己晚年的幸福生活。"度日如年",形容天天像过年一样;"坐以待币",意思是自己退休有退休金、有房子收租,坐着等待人民币的到来;"居无定所",是因为有好几套房子,不一定住哪;"搵食艰难",是指好吃的东西太多,不知到哪里、吃什么才好。

据统计,国家最高科技奖自 2000 年创立以来,至 2011 年共有 20 位院士获奖,获奖者平均年龄 83 岁:61~70 岁 2 人,71~80 岁 4 人,81~90 岁 12 人,90 岁以上 2 人。

可见,老年人照样可以在事业上焕发出璀璨的光彩。

摩西奶奶,在美国可能是妇孺皆知的一个老太太,一个从来没有进过美术学校的农村女子,七十六岁的时候,已经拿不了针线,才拿起画笔,这个长寿的老太太活了 101 岁,留下了 1000 多幅油画作品,其中二十多幅是在过完 100 岁生日之后的画作。

她登上过《时代》、《生活》杂志的封面,作品在 MoMA 展览,被大都会博物馆和白宫收藏,个人展览从美国展到巴黎、伦敦。摩西奶奶逝世之后,美国邮政特地为她发行邮票。

摩西奶奶并非生活在纽约这样的大城市,而是在纽约上州奥本尼远郊一个小镇。她的作品,最早就在杂货店里面寄售,每一幅只卖两元或者三元。这些微薄的收入,也许可以为她含辛茹苦抚养的几个孙子提供最基本的生活费用。

摩西奶奶是幸运的,被纽约市的收藏家偶尔发现,于是她的作品和她本人像"出土文物"一样受到各方的关注。人们将她与法国"天真派"大家亨利·卢梭相提并论,可是她连亨利·卢梭是谁也不知道。

就像歌唱家的嗓子一样,画家的本领可能也是天生的。

但是,哪怕你拥有文森特·梵高那样的高超天赋,如果不努力,最终也是成不了大事。

摩西奶奶突破了年龄和教育的限制,通过自己的发现和感悟,用画笔创造出一种别样的丰富人生。

摩西奶奶的故事在美国经济低迷的时候,让人们看到了奋斗与成功的希望。许多人因此备受鼓舞,重燃生活的热情之火。

摩西奶奶因关节炎不得不放弃刺绣,开始绘画。她将作品在当地展览。她的女儿将她的画带到镇上的杂货铺里。一天,陈列在杂货店橱窗中的作品引起了艺术收藏家 Louis J. Caldor 的兴趣。他买了这幅画,还想要更多。他想帮助摩西,将其作品带到纽约的画廊,使摩西奶奶引起画商 Otto Kallir 的注意,摩西的画被挂到 Kallir 的画廊里,Kallir 将摩西介绍到艺术界。

摩西在她 80 岁时即 1940 年在纽约举办个展,引起轰动。此后她的作品成为艺术市场中的热卖点,并且赢得了很多奖项。上百万张的问候卡纷至沓来。最热门的畅销书、电台与电视台的采访使她比任何其他艺术家都更深入美国家庭中。她的质朴、诚实,她丰富多彩的晚年生活,无疑是解除冷战时期人们焦虑症的受人欢迎的一味清新剂。

自 20 世纪 50 年代起,摩西就受到公众的关注。那时她的作品开始在美国及欧洲畅销。小时候,她只是做浆果和葡萄素描;成年后她才用上了画笔和油彩。在她 100 岁的时候,纽约州将她生日那天命名成"Grandma Moses Day"。在她 100 岁以后,她画了另外的 6 幅作品。

1961 年 12 月 13 日,画家摩西奶奶在纽约的胡西克瀑布逝世,终年 101 岁。她留下了 11 个孙辈、31 个曾孙辈。虽然她从未接受过正规的艺术训练,但对美的热爱使她爆发了惊人的创作力,在二十多年的绘画生涯中,她共创作了 1600 幅作品。摩西最早的绘画是柯里夫和艾夫斯图片和明信片的临摹品。不久她根据对农场的早期生活回忆而创作,主要描绘的是童年时的乡村景色,喜作全景风景风俗画。摩西的风景画能敏锐地捕捉到季节、天气和时间的细微差别。她的作品并不仅仅是个人生活的记录和对过往的伤感怀旧,她描绘的是永恒的东西。摩西的作品多使用怀旧的标题,如《感恩节前捉火鸡》、《过河去看奶奶》等。

摩西奶奶在76岁开始欣赏绘画的乐趣,同时欣赏绘画为自己带来的成就感与大家的欣赏,还欣赏因此而创造的财富,难怪她这么长寿!而且在生命的最后一年——100岁到101岁间还创作了6幅画作!多么美妙的晚年!

3)让自己健康长寿,幸福快乐。

以下是一些长寿者的长寿秘诀与格言。

老子:享年100岁(亦有记载160岁)。他有长命三宝,慈、俭、谦。"顺其天然;恬然寡欲;气功养神;咽津养生"是他的长命格言。

华佗:享年90岁。他喜欢行动,他的格言是"行动能畅其积郁,舒其筋骨,活其血脉,化其乖暴,缓其急燥"。

孙思邈:享年101岁。他的见地是"四体发愤;控制食欲;细嚼慢咽;饭后盥漱;睡眠充足"。

帅梦奇:享年102岁。他的特性是争持锤炼、达观豁达、忘私心慈。

张学良:享年101岁。他的格言是"心胸坦荡;意志坚毅刚烈;经常行动;锤炼身体;起居有时;饮食控制;观花读书;修身养性;广交友人;自寻欢腾"。

王忠义:享年105岁。他的格言是"去旅游山清水秀;食清淡三分足矣;宰相肚与人为善;丧事临只乐三分;繁难阻进三尺;笑口常开乐悠哉!"

俞有之:享年105岁。他的长寿三字经是"凤兴跑;夜寐早;晨半饱;午餐好;晚餐少;读书妙;常看报;不时笑;莫烦闷;动为宝;恒常要;忙到老;寿自高"。

陈纳逊:享年104岁。他的格言是"凡事忍受;心情宽厚;增强按摩;血脉畅通;器重环境;防御不测;脑体并用;老而不衰!"

晏济元:享年105岁。他的格言是"淳朴天然;生理健壮;脑体并用;心性敞亮"。

朗静山:享年104岁。他的见地是"不想入非非、不发脾气、做事不急不徐,顺其天然"。

刘海粟：享年 100 岁。他的格言是"宠辱不惊；凡事放得下、看得开、忘得掉；应当记住的不能忘，不该记住的要马上忘掉"。

5. 进取豁达地实现不同人生阶段的目标

人生的不同阶段，进取与豁达的比例与着重点不同；不同的个性特点与行为模式、不同的人生目标，进取与豁达比例与着重点也不同。

我们已经讨论了人生不同阶段的定位与规划，如果根据年龄与人生阶段进行探讨，从年轻到年老，进取的比例应从大到小逐渐减少，而豁达的比例应从小到大；而在具体实现目标时，则应进取与豁达并重，在实现目标时足够进取努力，当遇到挫折、困难无法解决时，要足够豁达地应对，或者在实现的整个过程都需要进取与豁达并重。

如何进取豁达地实现不同人生阶段的目标？下面的建议可供参考。

▶▶▶（1）无论如何不让自己倒下去，倒下去也要爬起来

其实这是人生所必需的，有关如何能做到这一点，我们都展开了多方面的讨论，在此再欣赏一些人生跌宕、大起大落却屹立不倒并重创辉煌的实例。

少年时，他义无反顾地参加革命，却因反右不力被打成右派；51 岁的时候，他开始建立一个红塔山烟草帝国；60 多岁时，他坐拥年创利税近 200 亿的集团，说话如"圣旨"，被尊称"老爷子"，后却因贪污罪被判无期徒刑；73 岁的时候，他一无所有，承包了一片 2400 亩的荒山，种起了橙子；84 岁，2400 亩"雷响地"，已经拥有 35 万株冰糖橙，固定资产 8000 万元，年利润 3000 万元，他再次成为亿万富翁；90 岁的时候，褚时健对一切都不能确定，但他能确定"褚橙"的果园还在扩张。这是媒体对褚时健的描述。然而他的女儿却在狱中自杀了。

关于种橙的理由，媒体报道的有这样几种。一是，身体原因，"闲下来，就不行了"。据褚时健表述，2001 年刚保外就医的时候，他的糖尿病很严重，头眩晕，虽然坐牢只有一年多，但对身体影响太大，"如果闲下来，

我身体肯定不行了"。二是,心理不平衡。"现在的国企老总一年收入几百万、上千万,我也不想晚年过得太穷困。另外,我70多岁出监狱,总得找点事做,让生活充实点",他说。三是,否定"烟王"是靠政策论。老伴马静芬说:"以前社会上有很多人说,你褚时健搞烟厂搞得那么好,那是因为政策好,云南烟得天独厚,烟厂交给挑扁担的都成。他做果园,就是想否定这个。"此外,也有"理由很简单,命运夺走了他的一切,他想靠自己的能力从命运手中夺回来"的说法。

褚时健如何大起大落,跌宕艰苦都没有倒下去,古稀之年依然能再创辉煌!然而他倒下去的女儿却什么都没有了。只要不倒下,人生就希望无限!

吴胜明出生在富商世家,自称遗传了经商基因,30多岁身家百万,50多岁身家千万;她叱咤国内商界,也曾挥金如土;人生颠峰得意时,她因走私罪锒铛入狱,最终度过18年铁窗生涯;出狱后,她扫过厕所,因传奇经历被媒体挖掘出来;年过古稀的她再次创业,据说已身家千万。

吴胜明首先从收音机、尼龙服装做起,生意很快走红。她穿梭于郑州、福建、上海等城市,短短两年公司就积累资金100多万元。拼搏至1984年,吴胜明已积累了高达千万元的资产。在浙江绍兴、河南郑州、四川南充,吴胜明都开有自己的公司,业务往来遍及大江南北诸多省市。1986年11月1日,上海市中级人民法院以走私罪、合同诈骗罪数罪并罚,判处吴胜明死刑。后经上诉,一年后,高院将她改判无期徒刑。

2003年7月28日出狱后,70岁的吴胜明终于走出高墙,那一刻她老泪纵横。吴胜明被安排回了户籍所在地郑州市铭功路,派出所和街道办事处为她联系了一份打扫公厕的工作,每月工资400元,社区为她安排了一间18平方米的小屋。2006年,吴胜明为实现女儿心愿,重操老板旧业,整天忙碌奔波,现在有杨凌红阳果业科技开发有限责任公司、吴妈妈兴农科技发展有限公司、杨凌保健鸡种鸡场、吴妈妈连锁聊吧、饭庄等。据说如今她的资产又过千万。

▶▶▶(2)享受生命的全过程

人的人生旅程很长,实现人生目标的道路也很长,在实现的过程中,也许会遇到这样或那样的困难和阻碍,还有可能因各种各样不可抗拒的原因,调整甚至放弃原定的目标。因此,我们不但享受目标达成时的喜悦,还应该进取豁达地享受生命的全过程,享受每一分、每一秒。

苏格拉底和拉克苏相约,到很远很远的地方去游览一座大山。据说,那里风景如画。人们到了那里,会产生一种飘飘欲仙的感觉。

许多年以后,两人相遇了。他们都发现,那座山太遥远。他们就是一辈子也不可能到达那个令人神往的地方。拉克苏颓丧地说:"我竭尽精力奔跑过来,结果什么都不能看到,真太叫人伤心了!"

苏格拉底掸了掸长袍的灰尘说:"这一路有许许多多美妙风景,难道你都没有注意到?"

拉克苏一脸的尴尬神色:"我只顾朝着遥远的目标奔跑,哪有心思欣赏沿途的风景啊!"

"那就太遗憾了。"苏格拉底说:"当我们追求一个遥远的目标时,切莫忘记,旅途处处有美景!"

我们的生命包括起点、过程和终点,我们做任何事情都包括制订目标、追求目标、达到目标,整个完整的过程都可以是非常美妙的享受! 不要为了达到目标而忘了享受制订与追求目标的过程,我们都应善于享受全过程,而这需要睿智与豁达。

豁达治疗的技术与方法可以帮助我们睿智地享受生命的全过程,达到"睿智人生,随心所享"的境界。

▶▶▶(3) 进取豁达地实现美梦

每一个正常人都希望自己可以"美梦成真",这是人们最高层次的需要与享受,而拥有美梦和实现"美梦成真"也是推动人类发展、社会发展和个体发展的重要动力。

1964 年诺贝尔和平奖得主马丁·路德·金以其 1963 年发表的演讲"我有一个梦想(I have a dream)"闻名于世,他的美梦在现在的美国可以说至少是部分实现了,现任美国总统巴拉克·奥巴马就是一位黑人,而奥巴马于 1995 年曾出版回忆录《我父亲的梦想》(*Dreams from My Father:A*

Story of Race and Inheritance),可以说,奥巴马实现了自己的父亲和马丁·路德·金的美梦,现在,他已连任成功,继续让自己的美梦成真。

"美梦成真"可以说很难,也可以说很容易,豁达之人可以让"美梦成真"变得轻松,豁达治疗的理念与方法可以帮助人们达到"美梦成真"的境界。

什么是美梦?我们将其定义为:心中美好的愿望。

心愿是对未来美好事物的期盼,是奋斗的原动力。

豁达之人对"美梦"的理解非常豁达宽容:美梦可以非常远大、高尚,也可以非常微小、个体化,可以是现实的,也可以融进梦幻般虚无缥缈幻想的成分……

对"美梦"的理解豁达宽容,使"美梦成真"的维度、角度、层面更加深远宽阔,令我们更容易获得快乐与幸福。

豁达宽容使人敢于构建美梦。

因为对自己豁达宽容,所以可包容自己做"天马行空"、"不着边际"的美梦。

因为对别人豁达宽容,所以可包容别人对自己所做美梦的批评甚至嘲笑。

因为对时间豁达宽容,所以可允许自己不断进取,最后让美梦成真。

因为对一切事物豁达宽容,所以不怕美梦不能实现,因为豁达宽容,所以不怕美梦实现不了,即使实现不了也不会影响自己的情绪。

一个女孩本科毕业考硕士研究生落榜了,她选择了做高校老师,当时她做了一个美梦,今后一定要跨越硕士,直接攻读博士,并在自己较年轻时当上教授。对于很多人来讲,她的这些美梦是虚无缥缈、不可思议的,然而,她的这些美梦已经全部实现了,她被公认为校内最年轻的博士、教授。

构建美梦有时候会受到各种各样的障碍甚至嘲笑、打击,许多美梦开始时并不被认可。就以我们的豁达治疗为例,我们进行了十多年的研究,不断地进行深入的理论研究,不断积累实证研究数据,不断地进行临床实践,显示了其良好的效果,我们在逐渐接近美梦成真,让豁达治疗发挥更大的作用,帮助更多的人……然而我们很清楚,我们依然有可能碰到由于各种原因导致的不被认可,依然需要豁达宽容、平静微笑着对待一切……

　　上述这个女孩富于进取精神,勇敢地构建了自己的美梦,她的美梦可以说带有梦幻的色彩,从其构建美梦的时间上看,实现的可能性不大,类似"白日梦",完全不可能实现,然而她却向着这个美梦进取豁达地努力,最后得以美梦成真!

七、进取豁达地经营与享受人生

1. 学会与习惯随时随地感受幸福与成功

若我们能随时随地感受到幸福与成功,那是多么美好啊!

有一个小女孩每天都从家里走路去上学。

一天早上天气不太好,云层渐渐变厚,到了下午时风吹得更急,不久开始有闪电、打雷、下大雨。

小女孩的妈妈很担心,她担心小女孩会被打雷吓着,甚至被雷打到。

雷雨下得愈来愈大,闪电像一把锐利的剑刺破天空,小女孩的妈妈赶紧开着车,沿着上学的路线去找小女孩,看到自己的小女儿一个人走在街上,每次闪电时,她都停下脚步、抬头往上看并露出微笑。

看了许久,妈妈终于忍不住叫住她的孩子,问:"你在做什么啊?"

小女孩说:"上帝刚才帮我照相,所以我要笑啊!"

这个纯真的小女孩把令人害怕的闪电、打雷、下雨也当作享受,这样的人更容易感受和体会到幸福、快乐和成功。

丽丽每天总是开开心心的。吃个盒饭,她说:"好吃极了! 真开心!"买了件衣服,她穿起来说:"太美了! 真开心!"见到白兰树开了白兰花,她说:"好香! 真开心!"她有时候会计划一天做六件事,完成了五件,她说:"今天我很努力,效率也不错,虽然还有一件事没有完成,但是明天一定很快很容易就能完成。今天完成了绝大部分任务,真开心!"她每天早上醒来,都习惯性地伸着懒腰说:"真舒服! 太美了!"

在外人看来,丽丽的人生道路坎坷蹉跎,并不幸福,然而她对生活、工作进取豁达,天天快乐。她每天睡够八个半小时,她常说:"就算天塌下来,睡好了再说。这世界没什么大不了的事情!"她已年近半百,是芸芸众生中非常普通的一份子,不可能像明星那样美容、保养,但她皮肤白皙细腻、柔滑紧致、滋润透亮,身姿曼妙、体态轻盈。不知道她真实年龄的人都猜她只有二十多岁,路上见到的小孩都喊她"姐姐"!

在每天平凡的生活中习惯随时随地地感受细微的幸福与成功,把细微的小事都解读成幸福与成功,每天都满心喜悦,生活就充满了勃勃生机!进取豁达让人天天开心、时时开心,还可让人实现一个意外的美梦——永葆青春!

一位在国外做资源生意的商人,创业时非常艰苦,一个人到荒芜的地方,条件很差,有时甚至连网络都没有。他每天看到有好的资源就马上拍下来,晚上回到住处就设法与心上人取得联系,分享每天细微的成果,他们互相鼓励、讨论、赞美每一天点点滴滴的成绩,虽然艰苦,却每天都感到甜蜜、幸福与成功。终于,他们做成了第一笔生意,渐渐地,他们的生意越做越好、越做越大,但他们依然保留了每天分享点滴成功与幸福的习惯。

将成功与幸福进取豁达地进行多层次、多级别的定义,并且进取豁达地进行享受,我们就可以随时随地享受到幸福与成功——小至如小女孩享受"上帝帮我照相"和丽丽平凡的成功与幸福,中至做资源生意的商人,大至世俗所定义的"为社会做出巨大贡献"的成功与幸福!

2. 进取豁达地拓展、积累、善用资源

进取豁达地拓展、积累资源,可以扩大人生的选择范围。鲁迅说过:"无论什么事,如果不断收集材料,积之十年,总可成一学者"。我国古代思想家荀子在《劝学》中说的"积水成渊,积土成山,积善成德"也是这个道理。滔滔大海来源于雪山的一滴滴水珠,茫茫森林出自一棵棵小苗,高楼大厦立足于一块块砖瓦。我们希望人生有广泛的选择范围,就像买东西一样,选择越多,就越可能买到最满意、最合适的,也有可能多选。要有广泛的选择范围,我们必须学会并习惯积累资源,包括提高自身素质和积累外部资源。

有一个少年拜在一位师傅门下，想学功夫。但师傅并没有教他，只是要他到山上放猪。

每天清晨，他必须抱着小猪爬上山去，要上很多坡，要过很多沟，晚上再把小猪抱回来。师傅对他的要求只是不准在途中把猪放下。少年心里不满，但觉得这是师傅对自己的考验，也就照着做了。两年多的时间里，他就天天这样抱着猪上山。

突然有一天，师傅对他说："你今天不要抱猪，上山去看看吧！"

少年第一次不抱猪上山，觉得身轻如燕，他忽然意识到自己似乎已进入了某种高手的境界。

不是吗？那头小猪也在两年的时间里从几斤长到了两百多斤。

成功是积累的结果。这位少年所做的事，就是在不知不觉中点点滴滴地实现了自己成为一名高手的目标。积累的过程是枯燥的，甚至是痛苦、漫长的，但成功离不开生活中点滴的积累和一种持之以恒的毅力。

要有美好的人生，必须积累。我们很清楚，若求职，各方面能力越强的人选择的职位就越多；若买房，资金越充足，可选择的房子就越多……积累的资源越丰富，选择的范围就越大，人生就越美妙！

除了积累资源，我们还应该拓展资源，因此我们要敢于尝试，但不要超越自己的承受底线，因为承受不了，就会出现心身疾病，失去了发展的能力。

敢于尝试、不怕忍受暂时的痛苦、不怕挫败，不断进行自己可承受的睿智尝试，才可获得更精彩纷呈、幸福美满的人生。

意大利的一个小村子里，柏波罗和布鲁诺是村长任命的两个运水的人。布鲁诺很满意这样的工作，然而柏波罗却要修建一条管道，因为他觉得每天运水太辛苦，他已经想到了自己运不动的那一天。

布鲁诺的生活进入暂时的悠然自得，而管道工柏波罗修管道被人嘲笑。头几个月，柏波罗的努力并没有多大进展，他工作的很辛苦——比布鲁诺要辛苦得多，因为晚上和周末他都在工作。虽然每次只能够挖几英寸，但他从不气馁，并不断地提醒自己，"明天梦想的实现是建造在今天的牺牲上面的"。

七年过去了,布鲁诺的生活几近艰难,因为长期提桶劳累,身体的状况每况愈下。正在此时,柏波罗的管道完工了,从此他便不用再提水了,无论他是否工作,水总是在源源不断地流入,吃饭时,水在流入;睡觉时,水在流入;周末旅游,水还在流入,同时,收入也越来越多。这真是完全不同的结果。

柏波罗的梦想是让全世界的每一个村子都有管道。他要将管道变成系统,并将他如何更省时省力修建管道的方法分享出去,他再次邀请布鲁诺成为他的合作伙伴,布鲁诺也终于明白了柏波罗心中这幅宏伟的蓝图。

我们还要学会善用资源,避免浪费,有一个故事很发人深省:

有个富家子弟特别爱吃饺子,每天都要吃。但他又特别挑剔,只吃馅,两头的皮尖尖就丢到后面的小河去。

好景不长,在他十六岁那年,一把大火烧了家里的房子,父母急怒中相继病逝。这下他身无分文,又不好意思要饭。邻居家大嫂非常友善,每餐给他吃一碗面糊糊。他则发奋读书,三年后考取官位回来,一定要感谢邻居大嫂。

大嫂对他讲:"不要感谢我。我没有给你什么,都是我收集的当年你丢的饺子皮尖,晒干后装了好几麻袋,本来是想备不时之需的。正好你有需要,就又还给你了。"

富家子弟好景时浪费粮食,浪费资源,邻居大嫂则善用资源,正因为她能善用资源,才救了富家子弟一命,让他可以继续生存,并考取官位,他的成功全赖于邻居大嫂的善用资源。

自己是自己人生最根本的资源,近年有人提出"节约自己"的观点,很有道理。人的心理、生理特征不尽相同,每个人都应该进取豁达地选择自己的人生。下面转摘一篇名为《奢侈的人生是节约自己》的精彩文章,供参考。

在别人眼里,34 岁的马柠柠是个很不一样的女人。

当年毕业留京时,她住四环外不足 10 平方米的小平房,没命地努力,蚂蚱似的不停跳槽,没度过一个周末,没休过一次假。接下来的 7 年,是马柠柠将自身潜能发挥到极限的岁月,不断出成绩,间或得到晋升。

一年前出差到广州,马柠柠晕倒在大马路上,被交警送进医院。一通儿检查,除了没有蛀牙,周身都是疾病。

躺在病床上,她的手机此起彼伏地响,除了上司询问工作进展、交接,还有客户的埋怨。这么多年她为之奋斗的金钱、前程、理想,此时统统化为一瓶瓶消炎药,一点点地滴入静脉,让她痛得清醒。病好后,马柠柠辞了职、卖了房,带着积蓄回家乡,在小镇上开了一家手工陶艺坊。

昔日的同事Lida去云南旅游见到马柠柠时,她正在藤椅上晒太阳,棉布白衣,黑发轻绾,惬意而淡定。坐下不到10分钟,Lida灌了两杯咖啡,两眼皮还直打架,掩饰不住地疲惫,可还有点儿炫耀地说:"我喜欢这充满挑战的工作,你知道吗? 薪水又涨了!""现在都谈节约型社会,其实人最需要节约的是自己。"马柠柠轻描淡写地说。

Lida反驳:"人都有各种潜能,不用不就浪费了?""可你只有一个人啊,无论你用哪一项都会浪费掉其他的。"

马柠柠回家乡后嫁了一个公务员,老公除了上班,没什么社交生活。马柠柠平时教学生画画,闲时在后院种菜、种花。孩子已上幼儿园,平日她待在工作室,听音乐、做陶艺、看书、做饭、做衣服、做鞋子。买书、看电影算是开销。

Lida很不平:"你不觉得浪费了自己的天赋,还有辛苦拿到的文凭?"马柠柠的丈夫是学生物科技的,这专业让Lida眼睛一亮:"多吃香的技术啊,他应该去国外深造,至少也要去大城市的跨国企业当技术总监,拿几十万的薪水才值!"

"是的,他有这个能力,可他很会节约自己,一个人是不可能无限制地扩张的,那样会消耗掉太多的精力和时间。何况我们也不需要那么多钱,对我们来说,良好的食物、充足的睡眠和自由的精神都有了,除此之外,再多的东西就是浪费。"

就像现在这样,生活很简单,节奏很慢,有充足的时间干自己想干的事,当然也有更多的时间可以闲着。重要的是这必须是你自主选择的生活,而不是不得已而为之的生活。

对于如何节约自己,马柠柠也有自己的心得。

首先,节约自己的才情。无限制使用的后果是资源的枯竭,才华这东西不是越用越多,而是积累越多、见识越广、积蓄越深才越有价值。

节约自己的潜能。我们或许都能攀上珠穆朗玛峰,只要付出大半生的努力,冒着透支生命的危险。但这是不是你想要的结果? 这个结果对你人生的意义有多大?

不设过高目标。在尘世中留名,让自己走上万人瞩目的红地毯,在镁光灯下发表获奖感言,这样的人有,也不少,但除此之外,平凡人才是广大的基数。

多做充实的事情。培养读书、看电影、做手工这样的小爱好,会让心有所寄托,做义工、做慈善会让精神升华。

同时,请努力节约自己的傲慢、忌妒、色欲及物欲。给物质生活做减法,给精神做加法,宠爱自己的家人,过力所能及的生活,并且感受到幸福,这就是奢侈的人生。

3. 进取豁达地经营与享受爱情、家庭

现代的爱情、家庭有许多形式,有传统的公认美满的、有分段组合的、有与众不同的梦幻的、有矛盾的、有极为短暂的……有不拘一格的,每个人的运气与造化都不一样,但只要有足够的睿智,既进取又豁达,就可很好地享受自己的爱情与家庭生活。

▶▶▶（1）进取豁达地经营与享受天长地久的爱情、家庭生活

"爱到天荒地老、海枯石烂",一生一世、天长地久、忠贞不渝的爱情一直被认为是完美的爱情,被所有纯真的少男少女所推崇与追求,亦为亿万成年人所感动。著名语言学家周有光与昆曲研究学者张允和夫妇演绎了现实版 70 年白金之恋的感人爱情故事。

张允和在《温柔的防浪石堤》一文里,以第三人称的写法,幸福地回忆了年轻时与丈夫周有光初恋时的情景,展现了他们最美的爱情宣言。当她的手被他抓住的时候,她就把心交给了他。从此以后,将是欢欢乐乐

在一起,风风雨雨更要在一起。不管人生道路是崎岖的还是平坦的,他和她总是在一起,就是人不在一起,心也是在一起。她一生的命运,紧紧的握在他的手里……

周有光口述"我与张允和流水般的恋爱"……他们从认识、恋爱到晚年,一起走过了近四分之三个世纪,他们用一生一世演绎了相濡以沫、白头偕老的令人羡慕的爱情故事。北京青年报竭诚赞美张允和"唱《牡丹亭》从小唱到老,在电视上90岁的她也唱了,还有身段配合,依然妩媚。有家传的修养,有一生的爱情,有书有诗有昆曲,这样的滋养,怎么能不动人?她的诗中有一句,叫做'一香不与凡花同',她自己就是不同凡响的花,独一无二的芬芳。"

周有光与张允和跨越世纪的爱情故事是《最浪漫的事》歌词的现实演绎:"我能想到最浪漫的事,就是和你一起慢慢变老,直到我们老得哪儿也去不了,你还依然,把我当成手心里的宝……"

著名日本影星三浦友和与山口百惠结婚32年恩爱如初,在明治安田生命保险公司公布的"名人理想夫妇"排名中,连续6年称霸登顶排名,是最令人羡慕的现实版的"王子与公主"爱情故事。

1980年,三浦友和迎娶了"日本最美新娘"——21岁的山口百惠,银幕上的"金童玉女"完美地结为夫妻。结婚后,山口百惠息影,心甘情愿全心身在家相夫教子,而三浦友则定下三个誓约:51岁开始禁烟;诚实做人,生活中不能耍滑头;不背叛百惠,绝不允许出轨。32年的婚姻生活证实,他们做到了。据说,这么多年来一直守在他家门口的狗仔,没有获得一条爆炸性的新闻,拍到的总是二人或逛超市或散步的恩爱照片。在2005年银婚纪念时,三浦友和说:"没有她,真不知道日子该怎么打发!下辈子还娶山口百惠。"在最近出版的自传《相性》最后,三浦友和给妻子写了封情书,感谢妻子的陪伴,坦言妻子对自己来说是最重要的人。对于山口百惠与三浦友和来说,幸福与家庭、孩子是紧紧联系在一起的。现在的他们,经常去美术馆看喜欢的画展;夫妻俩都喜欢旅行,一家四口经常去风景优美的箱根泡温泉,偶尔还去卡拉OK里一展歌喉。

这些美满的爱情与家庭有以下共同特征:

第一，相信自己的配偶是最适合自己的人，让爱永存心间；

第二，相信自己的婚姻家庭是幸福的，共同承担、共同进退；

第三，坦诚相对，善于沟通，堆积幸福，及时清除烦恼与障碍；

第四，睿智取舍；

第五，乐观豁达、理解宽容。

网上有人戏称："婚姻是恋爱的坟墓，但没有婚姻，恋爱则死无葬身之地"。我们进取豁达的看法则是"婚姻是恋爱的延续，是爱情的深入，是家庭的基础，是幸福的彼岸，是生命繁衍的乐土。"

笔者有一篇文章《爱之喜悦》的文章贺学生们新婚，愿与读者们分享。

爱之喜悦——送给步入幸福神圣殿堂的人们

伴着爱的美妙节奏，我的美女帅哥学生们一个接着一个步入了人生最甜蜜的婚姻殿堂，我为你们感到由衷的高兴和无比的喜悦！你们幸福就是我最引以为荣的骄傲！祝福你们！

婚姻是爱情最深刻的延续、最完美的归宿！而婚礼则是爱情最勇敢的承诺、最美丽的见证！

我一直认为爱情是人生最重要的内容，我们心甘情愿并值得为之牺牲许多、许多……相对于真挚而美丽的爱情，大城市的生活、"好单位"、钱财等等，都显得微不足道……

几年前，一对本科刚毕业的小夫妻到大学城拍婚纱照，请我共进晚餐，当时看到准新郎背着大包小包，可以感受到他们还没有什么基础，但他们依然义无反顾地决定无论如何马上结婚、要永远在一起！让我感动不已！这是不顾一切、坚定不移的真爱！

我评审了很多学位论文，目录、摘要、致谢是我一字一句认真看的部分，前两者看科研与写作能力、专业水平，后者看人品、个性、为人处世，在"致谢"中，最让我感动的爱情表达就是作者感谢所爱之人的"陪伴"！"陪伴"，多么实在！多么温暖！所有依恋深爱、柔情蜜意尽在"陪伴"中！

我去俄罗斯时，当地导游曾告诉我们，有些地方是永远不能离婚的，这让崇尚自由的人们感到不可思议，然而站在爱的角度细想，这其实是对爱情与婚姻视若生命的诠释!

两个人在同一时间相爱,并在同一时间希望与对方结为夫妻,还一致决定公告天下,让全世界分享两个人的幸福,这是起码 2000 年修来的缘分!

因此,请好好珍惜,睿智经营,真诚相对,宽容相待。请千万不要伤害对方,出现任何问题与摩擦,请如水般,瞬间愈合。遇到任何事情,请彼此同心,相互携手,微笑面对。

爱若是花,落花成泥,思念存心底;爱若是酒,甘醇香甜,共醉到天荒;爱若是诗,温馨梦幻,珍惜至地老;爱若是眸,深情迷离,难忘到永久;爱若是路,曲径通幽,相扶至白头……

请尽情享受你们的爱情、幸福与甜蜜!衷心祝福你们!祝你们百年好合!白头偕老!幸福圆满!美梦成真!

爱你们!

新生命的诞生总会给家庭带来勃勃生机,从孩子降生到这个世上,父母、整个家庭就应该让孩子感受到爱,这种爱是由衷的、发自内心的,是应该睿智地表达的,而不是溺爱。婴儿、儿童对爱的触觉是非常敏感的,爱将支撑孩子健康快乐地成长。

"望子成龙、望女成凤"是中国人的普遍育儿倾向,"睿享人"清楚,"成龙"与"成凤"必须以健康快乐为前提,必须与子女的美梦相配合,必须有科学的诱导与指引,否则事与愿违,这我们在第三章已讨论过。

中国人崇尚"五代同堂"、"三代同堂",认为这才是真正的"天伦之乐",然而对于多数家庭来讲,两代人、三代人之间有"代沟",特别是婆媳之间,生活中容易出现摩擦。进取豁达的解决办法包括:

第一,家庭所有成员都乐于理解、包容,甚至做适当的牺牲;

第二,保持适当的距离。

李斌是父母的独生子,非常孝顺,婚后仍与父母同住,然而在儿子出生后,由于孩子的教养问题,母亲常与妻子发生摩擦、争吵,甚至有愈演愈烈的倾向,他非常苦恼。在大多数情况下,母亲与妻子各有道理,难分对错,大家的出发点都是对小孩好,但两代人的观点差异很大。于是,一家人坐下来开家庭会议商议,决定卖掉现住的房子,在同一栋楼买两个小套间分开住,这样既可以互相照顾,又可避免摩擦,现在一家老少每天一起共进晚餐,睿享天伦之乐。

家庭应该是所有家庭成员幸福的港湾,是轻松的憩息暖窝,是可靠的加油站,是爱的天堂……

▶▶▶(2) 进取豁达地享受"华丽转身"的爱情与家庭

现实中,并非每一个人在一生中都如同周有光、三浦友和一样,能遇到与之生死与共、一生一世的另一半,并白头偕老。每个人的机遇、运气、造化都不同,当发现真的无法继续一起走下去时,适时进取地"华丽转身"是睿智豁达的选择,只有这样,才有继续享受甜蜜爱情与家庭的契机。

1978 年,年仅 18 岁的港姐 Z 嫁给了 32 岁的 H,超豪华婚宴轰动整个香港上流社会和娱乐圈,几乎可与王室婚礼相媲美。H 家当时付给 Z 家的礼金是 1000 万港币,婚宴整整摆了 360 桌酒席,Z 感到非常风光,沉浸在爱的海洋之中。她打电话给不能出席自己婚礼的姐姐说:"姐姐,祝福我吧!我找到了自己的幸福。"从"香港小姐"摇身一变成为"豪门贵妇",那一刻,Z 不知引来多少女人美慕和嫉妒的目光。但随着时间的流逝,Z 和 H 之间出现隔阂并越来越深,到这时,Z 才发现自己的个性和 H 完全不合拍。2005 年,这段当年人人称美的"幸福婚姻"终于抵挡不住 27 年岁月的侵蚀而走向衰亡。

2008 年年底,被香港传媒誉为"最美丽的港姐"Z 于新加坡低调下嫁瑞安主席 L。L 对妻子呵护备至,与妻子分享一切,包括 46 亿资产,婚后两人十分恩爱甜蜜,常互赠礼物,不时被拍到"闹市拍拖""打情骂俏"等照片。两人不时一起出席公开场合,Z 甜蜜牵着老公大秀幸福。她更以过来人身份由衷地对儿子说:"幸福是要自己争取!"

另一位值得一提的"华丽转身"的美人就是 D。

D 是香港二十世纪七十年代的第一位港姐,美貌娇艳,当年有许多公子哥儿、富豪子弟追求,她却忠于自己的爱情,义无反顾地嫁给了同是影视红星、比自己年长十多岁的 X,婚后诞下一子一女,生活美满。但这段婚姻最终仍于 16 年后终结,传与 X 的多情有关。

多情的 X 虽与 D 离婚,但共同育有一子一女的他们离婚之后关系亦十分融洽,彼此成为对方的好友,不仅频频一同出席儿子的各种活动,X 更是在 D 结婚当天亲自前往祝贺,流下喜悦的眼泪。婚后,X 与 D 的丈夫成为好友,几人之间的感情真的羡煞旁人!

不管是谁,不管多少岁,华丽转身后,只要进取豁达,依然可以再拥有甜蜜婚姻、美满家庭的机会!

▶▶▶(3) 进取豁达地享受与众不同的爱情与家庭

世间的爱情与家庭的类型丰富多彩,远不止上述两种类型,但不管是什么类型,只要进取豁达地处理与对待,依然可有美妙的享受。

玛格丽特·杜拉斯(1914~1996)是法国当代最著名的女小说家、剧作家和电影艺术家,以七十岁时发表的小说《情人》(1984)闻名于世,在这部十分通俗的、富有异国情调的作品里,她以惊人的坦率回忆了自己十六岁时在印度支那与一个中国情人的初恋,荣获了当年的龚古尔文学奖,并且立即被译成各种文字,售出 250 万册以上,使她成为当今世界上最负盛名的法语作家。她生活中的情人与她演绎的爱情故事比她的小说更传奇、更有戏剧性。在她众多的情人当中,扬·安德烈亚是非常特别的一个,因为他和杜拉斯的爱情是一种"不可能的爱情",他比她小 39 岁,1980年,在她风烛残年、精疲力竭、灰头土脸、很孤单的时候闯进她的生活,一直陪伴她至长眠的一天。不复当年的美丽、只剩一张被岁月和酒精摧毁的脸的杜拉斯写道,有一天有一个男人对她说"与你那时的容貌相比,我更爱你现在备受摧残的面容。"当有记者问,这是你最后一次爱情了吧?她还笑着说:我怎么知道呢……可见其虽是年近古稀,但在爱情上仍自信得很,她对爱的信心与魅力,着实让人佩服!

杜拉斯是一生都在享受爱的人,尽管她并不是一生都有稳定的婚姻。

著名香港女星张某尽管被形容"情路坎坷",也没有长期稳定的婚姻,然而她对每一段感情都全心身投入,从未放弃对爱情的追求与享受,她的人生无疑是精彩的!

不管是谁,不管多少岁,永远不要放弃对爱的追求与享受!

▶▶▶(4)进取豁达地享受矛盾的爱情

有时候,人对爱情的渴求是非常矛盾的,有的人渴望梦幻的甚至不食人间烟火的爱情,因而不可避免地与现实发生强烈的矛盾;有的人希望爱情能为自己带来财富,则给爱情的纯真抹上了铜臭味;有的人每一次都爱上美女帅哥,而恰恰美女帅哥招蜂引蝶,有更多的机会对爱情不忠诚、不专一……若无法进取豁达地解决这些矛盾,将很容易在矛盾的爱情中粉身碎骨。

《周渔的火车》如诗般描述了人性与爱情、梦幻与现实的碰撞、思考与取舍。周渔是一个美丽善良的女性,她每周都要乘火车到省城看望生活清贫个性有些忧郁的诗人陈青,对陈青的那种无微不至的关爱和服从,使她觉得自己失去了独立的人格,爱情变成了一种负担。这时周渔遇到一位经常和她同车的粗犷且具有男性魅力的青年人张强。在他的追求下,她对陈青的爱情发生了动摇,于是她每周在两个男人之间穿梭,火车上经常出现她的身影,火车似乎成了她心灵栖息的地方……

"爱人就是你的一面镜子,她会让你更加清楚地看清自己。""心里有就是有,心里没有就没有。"这两句台词更进一步点明了影片里的虚实交错又互为一体的爱情体验。

从周渔的角度分析,两个男人是她的两面镜子。对诗人陈青的迷恋让她可以做一些如诗般梦幻、浪漫得过分的事情,这些经历让她感到自己犹若仙女,不食人间烟火。周渔的火车象征着周渔对诗人爱情的追逐,她不能满足于跟她同住三明的张强给她现世的安稳和世俗生活,她的爱情是在别处的,于是她执着地每周两次坐火车去重阳,连列车员都说这怎么受得了,她为陈青画瓶子画碗,甚至当他躲去了西藏她也要坐车去看他。而在兽医张强那里,她却能像一个普通村妇一样给他的朋友烧一大桌子菜,但是她绝对不能接受张强跟她玩浪漫,她要的是张强的世俗。张强想讨好她,没想到反而弄巧成拙。她是喜欢浪漫,她喜欢的是陈青的浪漫,不是张强的,她想借助张强去拥抱一种真实的世俗的生活。周渔是矛盾的,她既有浪漫的气质,又有世俗的观念。当她的世俗观念在浪漫的陈青那里受到打击的时候,她要在世俗的张强那里寻找安慰。而张强又满足不了她对浪漫的想象,所以她又一遍一遍地坐车去找陈青。这样被两种生活撕扯着,最终她也顺理成章地被毁灭了。

　　进取豁达就是不让矛盾的爱情毁灭自己,而是聪明地解决这些矛盾。首先搞清楚自己更倾向于哪个类型的爱情,更爱哪个人,更享受哪种生活,要明白理解每个人都有其特点,不可能完全按另一个人的喜好随意改变,不少人希望将自己所爱的人改造成拥有自己想要的所有优点的人,这绝对是痴心妄想。更何况,有一些东西本身就是不相容的,就如浪漫就不可能世俗,世俗就不可能浪漫,就像周渔,如果她一定既要陈青的浪漫,又要张强的世俗,完美的解决方法是去一个一妻多夫制的地方,还要让陈青和张强都认同这种关系和状态,她就可以舒心地既享受陈青的浪漫,又享受张强的世俗了。但现实显然是不可能的,所以她痛苦、矛盾。因此,她要做的第二步就是根据自己的偏好做出选择。选择好了以后就要调整自己的心态,选择陈青,就要既享受他的浪漫,又包容他的不足,并在相处中不断调整至相处舒适的状态;选择张强,则既享受他的世俗,也包容和接受、调整、欣赏他的浪漫方式,也要在相处中不断调整至相处舒适的状态。

　　其他不同表现类型矛盾的爱情在选择和处理也可参考上述方法。

▶▶▶(5) 进取豁达地享受短暂的爱情

　　这个世界的人与事无奇不有,有的爱情可能会非常短暂,有的爱情甚至是虚伪的,我们要懂得分辨,并进取豁达对对待、处理。

　　唐璜是中世纪西班牙的一个专爱寻花问柳的胆大妄为的典型人物。他非常高大帅气,充满生命力和火热的情绪,性格乐观、愉快,很会讲甜言蜜语,他的魅力让女性无法抗拒。他既玩世不恭、厚颜无耻,但又勇敢、机智、不信鬼神。他利用自己的魅力欺骗了许多村女和小姐们,并不思悔改,最终他被鬼魂拉进了地狱。

　　唐璜的定义是一个好色之徒,以占有最多的女人的肉体来满足他的男性虚荣感。所以,唐璜式的性是完全没有爱的性,或者说,有爱也极为短暂。唐璜所追求的只是女人的肉体,他也从来不用金钱去买性,他要本着他的男性魅力来引诱女人跟他上床。当他得到了一个女人的肉体,他便立刻转移目标,寻找新的征服对象;因为他要不断地征服女人,他的男性虚荣感才能保持最大程度的满足。网上一篇匿名文章"小说《唐璜》一千字的评述"描述了现实生活中确有唐璜的存在。

马丁是一个丹麦的工业发明家,他的发明品并没有成为举世闻名的畅销品,但他扮演唐璜倒是成绩辉煌。他的相貌和身材都长得异常的英俊,风度翩翩,绅士礼貌十足,衣着讲究。他一生结婚三次:头一个太太是芭蕾舞星;第二个太太是电影明星;第三个太太是时装模特儿。三次婚姻都以离婚终结,就是因为他结了婚也不能压制他那见到新的女人便非要追到手不可的唐璜心理。马丁自己坦白承认,扮演大情人给予他人生最大的乐趣。

马丁进入任何餐馆,坐下来后,他的眼睛便像探射灯那样,向餐厅的四周搜索。当他看到只有女客在座的桌子,他的眼睛便亮起来。只要女人的样子长得不错,气质还算不坏,年纪不太老,便成为他那天晚上的征服对象。他立刻吩咐侍者把一瓶葡萄酒送过去,那位女士当然好奇地问:"酒是谁送过来的?"此时,马丁便用多情的眼光向那位女士打招呼。当那位女士把正餐用完了,马丁便走过去,很有礼貌地做自我介绍,请问女士准不准许他坐下来,陪她一起喝咖啡。马丁一坐下来,便鼓其如簧之舌,向女士大灌迷汤,称赞她何等美丽!何等迷人!当然,他说话的时候,脸上的表情诚恳万分。"在我的一生里,"马丁对他的每一个猎物都这样说,"我从来没有遇到过一位像你这样具有独特风味的女人!"这句话是从马丁的口里机械性地喷出来,但每次都射中女人的心,得到致命伤的效果。女士把马丁灌给她饮的一大碗"迷汤"一滴不剩地喝光了,被迷得魂飞魄散,相信眼前这位英俊的绅士对她一见钟情。于是,她当天晚上便愿意跟马丁上床风流。马丁很小心,永远不带任何女子回到他自己的家;他也不跟女士回家,而是另找中立的地方。一夜风流之后,马丁便不愿意再见到那个女子。他顶多留下一个电话号码,而该电话号码是属于他朋友办公室的。如果那位女士打电话到那里去找他,她只会得到一句留言:马丁到外国去了,或者是他不在那里工作了。就是这样,马丁一生在人生的舞台上扮演大情人,百战百胜,出猎必有所获。

当他到了八十多岁的时候,两腿无力走路,躺在老人院的床上,没办法再出去狩猎女人。他认为他的人生失去了乐趣,不值得再活下去。在一个晚上,他多吃点安眠药,一睡不醒。一代大唐璜,因为再不能征服女人,人生无趣,便与世长辞。

还有一些现实版的唐璜还不如唐璜,不但骗色,还骗财。

当然,多数短暂的爱情是因为各种各样的主客观原因而夭折的。

这些肯定没有结果的爱情,有什么好享受的? 当然有啊! 进取豁达的观点认为,没有享受到开心的感觉,这些"猎物"怎么会欣然就范呢? 我们上面也讨论过,人生很多经历是没有结果的,所以我们要享受过程! 虽然成为"猎物",但自己享受过了! 开心过了! 就当人生多了一幕精彩的经历,这一幕自己也是主角啊! 宽容结果吧! 虽然我们绝对不宽容欺骗爱情和对爱情的不忠诚的任何行为,但我们绝不用别人的错误惩罚自己!

4. 进取豁达地经营与享受事业、工作

▶▶▶(1) 进取豁达地选择和调整事业、工作

美国著名成人教育家戴尔·卡耐基说:"每一个人都应该努力根据自己的特点来设计自己、量力而行。根据自己的环境、条件、才能、素质、兴趣等,确定进攻方向。不要埋怨环境与条件,应该努力寻找有利条件;不能坐等机会,要自己创造条件。拿出成果来,获得社会的承认,事情就会好办一些。"我们选择职业时,要注意的是特长与职业的匹配。

卡耐基的概括还是较全面的,我们要根据我们所处的大环境、小环境、现实条件、身体素质、心理特征等来规划自己的事业与工作,如个子高大、身体协调性好、行动敏捷者相对较适合于从事某种运动职业;感情丰富、暗示性强、富于幻想、善于表演、外表帅气、甜美或与众不同者相对较适合于从事

表演类职业;擅长形象思维者相对较适合从事文学、艺术方面的职业和工作;擅长逻辑思维者相对适合于从事哲学、数学等理论性较强的工作;擅长具体思维的人则较适合从事机械、修理等方面的工作。其中,个人的兴趣、才华、梦想、能力、支撑条件等在选择职业时显得更重要。

水木年华,国内著名创作歌唱组合,目前主要成员是卢庚戌与缪杰。2001年,卢庚戌与李健创立了水木年华,2002年李健选择单飞,随后缪杰与姚勇加入而成为三人组合。2003年姚勇单飞,水木年华由卢庚戌与缪杰组合至今。

四位成员均是清华大学毕业生,团长卢庚戌1989年以辽宁省营口市第一名的成绩考取了清华大学建筑系,入校后受校园原创音乐的影响喜欢上音乐,并开始学习吉他,1993年毕业于建筑系。他著有《水木年华——音乐·清华·我》。李健与缪杰毕业于电子工程系、姚勇毕业于电机系,他们就读的大学、专业都是全国高中生梦寐以求的。然而,由于对音乐的酷爱与执着,他们毅然放弃了大学所学的好专业与好职业,将所有的智慧与精力都投入创作与演绎音乐,将自己的兴趣、美梦与才华融为一体并发挥到极致,获得了丰盛的成果。

水木年华以《一生有你》、《在他乡》等校园民谣歌曲走红国内歌坛。在第十四届东方风云榜上凭借单曲《Forever Young》将十大金曲奖收入怀中,并获得内地最佳组合。

水木年华的作品被形容为"深厚、和谐、高贵和健康"、"惊艳华美、让人怦然心动"、"傲然的细腻,傲然的感性"……

▶▶▶(2) 进取豁达地享受不同阶段的事业与工作

进取豁达加上好运气,及天时、地利、人和,我们就可以享受不同阶段事业与工作的高峰体验。

英拉·西那瓦,泰国首位女总理,著名企业家。2011年5月16日成为为泰党总理候选人,表示将利用自己的女性特质为国贡献。鉴于哥哥他信在泰国的影响力,她被认为是为泰党赢得胜利的最大筹码。2011年8月5日,作为泰国为泰党总理候选人在第24届国会下议院第二次会议上当选为泰国第 28 位总理,成为泰国历史上首位女总理。

英拉·西那瓦,中文名邱仁乐,具有长相甜美、品质谦和、成功的商业女性形象。第二代华裔,祖籍是广东省梅州市丰顺县,客家人后裔,1/4 的中国血统。生于 1967 年,是泰国前总理他信·西那瓦最小的妹妹,比他信小 18 岁。已婚,丈夫 Anusorn Amornchat,有一个孩子。

她早年先后在泰国清迈大学和美国肯塔基州立大学取得政治学学士和政治学硕士学位。学成归国后,英拉先后担任隶属于西那瓦家族企业的 AIS 电信公司总裁和一家房地产公司执行总裁。

选前为 SC 地产公司的执行总裁、“政治菜鸟”。2002 至 2006 年先后担任 AIS 电信公司总裁和一家房地产公司执行总裁。之后出任房地产公司 SC Asset Corp. 总裁。自从接管该公司,公司股价上涨 101%。

相信英拉的人生是很多人特别是女性所羡慕的人生,她可以说什么都有了:显赫出身、美貌、美满家庭、成功事业……

最值得人羡慕的是,她在人生不同的阶段,拥有了不同事业的高峰:作为女孩,她拥有美妙的童年与青年;作为女人,她有美满的家庭,丈夫、儿子陪伴在旁;作为商人,她在 44 岁前,是成功的商人,成就斐然,而在 44 岁,登上了另一事业高峰,成为泰国首位女总理! 虽然现在下台,但她的风采依然无法被抹杀,她的经历仍令人向往。

人在不同的阶段,可以享受不同类型的事业,而不同的事业之间,完全可以有相互依托、相得益彰的关系与联系,只要我们学会发现与培养它们之间的相互促进关系,便可享受不同阶段的事业与工作。

除英拉外,还有许多成功的案例:如克林顿夫妇、里根、邝美云等等。

值得一提的是下面两位从家庭主妇成为成功企业家的案例。

家庭主妇创办公司的成功典范

罗蒂克·安妮塔,英国著名企业家、美容小店连锁集团董事长、亿万富婆、家庭主妇创办公司的成功典范。创建奇迹伟业的她,最初的创业动机竟是养家糊口。因为她丈夫准备花两年的时间进行环球探险,要花掉家里的所有积蓄,这期间,家庭没有任何经济来源,安妮塔必须靠自己解决她和两个幼小女儿的生计,并且照顾两个女儿。于是她要做一种容易控制的小生意,只占早上九点到下午六点的时间。

开始创业时,她毫无资金,她和丈夫戈登穿上特制的西服,俨然一副伦敦商界人士的打扮;他们还准备了一大堆包括可行性报告和房产凭据在内的文件,文件把他们筹划的小店吹捧成世界上最好的投资项目,把安妮塔美化成具有丰富经商经验和化妆品专业知识的商界奇才。他们把孩子留在家中,粉墨登场,拜见主管贷款的银行经理。安妮塔很顺利就获得4000英镑贷款。银行方面的条件是以债务人的房产为抵押。于是她开了一家售卖天然化妆品的小店。她没有经验,小店的生意一波三折,她曾经担心要关闭小店,然而她沉住气,仔细研究思考、总结经验,得出要不断推陈出新才能吸引顾客,她发明了让顾客参与创造的经营模式,终于使美容小店的经营方式和天然化妆品在市场站稳了脚跟。于是安妮塔决定开设分店,从此踏上了连锁经营的道路。小店计划成了大事业,她的连锁经销网络遍布全球,许多当初抱有像她一样愿望的家庭主妇,加盟她的连锁集团后成为百万富婆。

哥伦比亚运动服饰公司的母亲

在世人眼里,81岁的格特·博伊尔简直就是个搞怪老太太:一把年纪,竟然力排众议为自己公司的产品充当形象代言;和儿子公开吵架,常常让身为CEO的他下不了台;出版自传,却大谈特谈一个严厉母亲的故事。对格特来说,或许"母亲"这个身份远比"女企业家"来得重要。

在这位坚毅母亲的哺育下,哥伦比亚运动服饰公司(Columbia Sportswear)一步步走向辉煌,从昔日垂死小厂到当今全球第一户外品牌,其所展现的"坚毅不屈、勇于挑战"理念名扬四海。"它身上流的就是我的血!"格特毫不掩饰地说。

Columbia原先是格特丈夫尼尔·博伊尔的家族企业,以生产雨衣、雨帽起家。尼尔与格特结婚后不久便加入了父亲的公司。在父子俩的努力下,Columbia日益成长起来。而此时的格特一心沉醉于家庭主妇的角色中,亚利桑那大学社会学系毕业的她对经商毫无感觉。

但好景不长,尼尔父亲与尼尔相继去世。一夜之间,47岁的格特除了要独立养活3个孩子外,更要承担公司因扩张而背上的沉重债务。"那时我身无分文",为了将公司维持下去,格特抵押了自己的住房、度假公寓、母亲的住房,甚至搭上了全家人的人寿保险。然而,毫无管理经验的她不久便发现,经营公司简直是一场噩梦。尼尔去世当年,Columbia 还有80 万美元的销售额,1 年后仅剩 60 万美元了。

这时,一位买家向格特提出收购 Columbia,竟然开出了 1400 美元的价格。"当我意识到只能获得 1400 美元,我当即告诉他公司我是留定了,我要亲自将它经营到底。"后来,格特的第一个大决策就是炒掉那些怂恿她出售公司的财务顾问,家庭主妇从此走上商界之路。

自 1971 年接手公司以后,格特便全身心地投入,虽然开始时业绩平平,但性格坚毅的她从未放弃观察市场。终于,格特捕捉到一个彻底改变公司命运的机会,"自上世纪 70 年代起,人们越来越向往户外生活,开始热衷于既能防水又能透气的服饰,于是我们成为第一个使用 Gore-Tex 面料的人。"

1982 年,厚积而薄发的格特迎来公司历史上的最大转折。"我们设计了一种全新的户外夹克,你能随意加减更换内里。我们将它取名为Bugaboo,结果大受滑雪者的欢迎,总共卖出 700 万件。"这件定价 60 美元的"二合一"夹克堪称户外服饰的经典之作。

时至今日,Columbia 已成功打入包括美国、中国、日本在内的 61 个国家市场,产品也由最初的雨具、雨衣扩展到户外夹克、T 恤、背包及户外运动鞋等全天候户外用品,深得户外运动发烧友的拥戴。2004 年,公司销售额突破 10 亿美元。

从 60 万到 10 亿,昔日与经商"绝缘"的格特创下了一个商业奇迹。当被问及是什么让她"开窍"时,格特脱口而出两个字——"坚持","你可以什么都不懂,但你必须坚持每天工作,坚持倾听客户的需求而不是自以为是。"

▶▶▶ (3) 进取豁达地享受不同类型的事业与工作

亿万富翁、政界强人、著名艺术家、著名作家、著名画家、著名科学家等等均被公认为"事业有成"、"工作成绩卓著",而成功的专职家庭主妇

算不算有成功的事业与工作？我们的回答是肯定的。

　　媚媚医科大学毕业后在一家大医院工作了 2 年便与比自己年长 9 岁的丈夫结婚，并随丈夫到香港定居，做起了专职家庭主妇，婚后 4 年内她生了两个女儿，她的工作包括家庭理财，丈夫的绝大部分收入由她掌控与打理；照顾与教育两个女儿；大部分家务（丈夫也做小部分）；家庭规划；家庭休闲与娱乐等等。而她的重点是教养两个女儿，其次是理财。如今十多年过去了，她与丈夫恩爱有加，大女儿读高中，小女儿读初中，两个女儿都上最优秀的中学，都是优秀的小钢琴家，在学校都获奖无数……两个女儿是他们全家的骄傲。而先生的事业也蒸蒸日上，是香港某大学的教授，目前已开设自己的诊所，他们也已在"高尚住宅区"购置了住房，一家人过得有滋有味，幸福快乐。

　　媚媚显然拥有成功的事业与工作，但她的事业与工作的特别之处是自己并不直接创造财富，因此更需要睿智与自信。而我们认为，睿智享受这类事业与工作的要点是：第一，掌控财权；第二，豁达宽容；第三，一切把握"适度"。

5. 进取豁达地经营与享受生活、人生

　　人生有一个非常重要的任务，就是一定不能让自己感到悲惨，如果不能很好地实现，也一定不能让自己悲惨下去！我们一定要过自己想过的人生和生活！要让自己的精神生活非常富足！一定要愉悦健康！

　　人生最重要的具体事情莫过于爱情、家庭、事业，人生就是对这些事情的综合安排，不同阶段，重心有所不同，年轻时为事业而拼搏，同时恋爱，现在很多人选择在 30 岁左右才结婚、建立家庭，一是希望有更好的事业与经济基础，二是由于求学时间较长，本科毕业已 23～24 岁，硕士毕业已 26～27 岁，而博士毕业已经 30 岁左右了。成家后，有的人开始把更多的时间放在家庭上；而有的人则将更多的时间放在事业上。

　　生活则包括了很多琐碎的事情，较大的事情包括了家庭住所的确定，是租房子还是买房子，选址在哪里，应满足什么条件等；还有什么时候要

孩子和孩子的教育问题；如何积累、善用财富等等。小的事情包括柴米油盐、休闲、娱乐、旅游、时尚等。

安排好这些琐事，对整个人生举足轻重！

一位美国老太和一位中国老太在天堂相遇，美国老太很释然，说"进天堂前终于为那套住了几十年的大房子还清了贷款"，而中国老太很怅然，说"辛辛苦苦攒了几十年钱，进天堂前总算买了套大房子，可惜没住上两天"。

不同的观念导致了生活与人生的截然不同！美国老太是边进取地努力边豁达地享受，而中国老太是先进取努力，成功后才享受。

下面是一些我们所欣赏的、进取豁达地经营与享受人生的案例，供参考。

▶▶▶（1）精神富足，慈悲善良——国内两位伟大的普通人

全国人大代表丁晓莲：她的财富来源于精神富有

丁晓莲是宁夏国税系统的一名普普通通的干部，从1993年起，不收一分钱在自家的小院里先后收住四百名贫困学生。为了圆这些孩子一个"读书梦"，她付出了自己的所有，放弃了她可以拥有的一切。学生交不上学费时，她垫上自己的工资；学生断粮时，她买米买面；学生生病时，她送到医院，自己出钱为学生看病拿药。她还经常给学生购买所需的文具、书籍，就连学生做饭用的煤、取暖用的炭，她都要亲自到市场上去买，而买这些东西的钱都是她从自己的工资里节省出来的。学生们考上大学而无钱支付学杂费和路费时，她在自己全力资助的基础上，还呼吁社会共同资助。她常常放弃节假日休息时间，为学生拆洗被褥、洗衣服，让这些远离家乡和父母的莘莘学子腾出时间好好学习。四百多个居住在她的"济学苑"里的孩子，有三百多人先后考入大中专院校，2004年，她的小院住进了50个贫困生，是历年最多的一次，使她高兴的是这其中有48个考上了全国各大院校。十多年来，她用无私博大的胸怀和一颗滚烫的慈母心，为渴望上学而又上不起学的宁南山区的贫困孩子撑起了一片蓝天。

而她自己的两个女儿也很让她欣慰，因为，她们都在继续资助着贫困

学生。她的大女儿曾经这样说，母亲有很多的财富，都是精神上的。她觉得这句话说得很对，她也觉得她对现在的生活很知足，只是希望她的这些孩子都可以顺利地完成学业。

赵广军：乐善好施的志愿者

赵广军是广州市海珠区一名党员志愿者，为了挽救彷徨困惑的边缘青少年，为了帮助年迈多病的孤寡老人，为了劝导有自杀倾向、准备报复社会的偏激人群，他自费开通了"生命热线"，用常人难有的耐心和身临险境的勇气，影响、引导1200多名问题青少年走回了正路，其中40多人光荣地加入青年志愿者队伍，200多名有自杀倾向人员找回了自我，重获新生。

2007年5月他挂牌成立了"赵广军志愿服务工作室"，专门为生活中遭遇不幸和承受压力的人提供援助。多年来，他累计志愿服务近5万个小时、帮助近1万名服务对象、捐献13万余元。

在志愿服务工作中，赵广军乐善好施，不惜金钱和时间。他竭尽全力帮助66位孤寡老人，为孤寡老人买菜、做饭、洗衣、护理等。为了省钱，赵广军一年四季都只有两三套换洗衣服，好的东西舍不得吃，鞋子烂了也舍不得换。

2008年5月12日汶川大地震发生后，赵广军立即组织志愿服务队上门探望被转至广州医学院第二附属医院和广东省第二人民医院治疗的灾区伤病员，鼓励他们坚强面对人生。

地震中被埋94小时的高位截肢伤员黄莉被赵广军的精神感染，通过"四川黄莉心声热线"把志愿服务的种子从广州带到了四川。

赵广军先后被授予第十一届中国青年"五四"奖章、全国百优青年志愿者、广东省十佳青年志愿者、2006年广东"爱国、守法、诚信、知礼"十大杰出人物、广州市精神文明建设"十大标兵"、广州市雷锋式先进个人、2009年全国道德模范等荣誉称号。

▶▶▶(2) 爱情、家庭、事业多丰收的人生

近乎完美的女子——林徽因

林徽因，公认的美女和才女，作为女人，她是幸福的，徐志摩爱了她一

辈子,梁思成伴了她一辈子,金岳霖等了她一辈子……

婚后,梁思成曾诙谐地对朋友说:"中国有句俗话:文章是自己的好,老婆是人家的好。可是对我来说是,老婆是自己的好,文章是老婆的好。"

一天,梁思成从外地回来,林徽因沮丧地告诉他:"我苦恼极了,因为我同时爱上了两个人,不知道怎么办才好?"

梁思成听了以后非常震惊,一种无法形容的痛苦笼罩了他,经过一夜的思想斗争,虽然自己痛苦,但想到另一个男人的长处,他毅然告诉林徽因:"你是自由的,如果你选择了金岳霖,我祝你们永远幸福。"而林徽因,不仅没有离开他,反而感动万分地对梁思成说了一句能让世上所有男人都无法拒绝的话语:你给了我生命中不能承受之重,我将用我一生来偿还!

林徽因又原原本本把一切告诉了金岳霖。金岳霖的回答更是率直坦诚得令人惊异:"看来思成是真正爱你的。我不能去伤害一个真正爱你的人。我应该退出。"

林徽因是一个传奇,是只能仰望的女子,一个女神。她早已隔着如许烟波岁月,隔着那些男子的深情,美成书页中的一个剪影。所有人都知道她和徐志摩的故事,他为她写下了美妙的诗句,可是最后她还是没有选择他。可是,比起徐志摩那样激烈的爱,金岳霖的脉脉深情更令人动情。

汪曾祺写过一篇《金岳霖先生》,其中有个这样的细节,说是林徽因去世多年,金先生忽有一天郑重其事地邀请一些至交好友到北京饭店赴宴,众人大惑不解。开席前,他宣布说:"今天是林徽因的生日!"顿时举座感叹唏嘘。

他为了她终生未娶,因在他心中,世界上已无人可取代她。

即使多年后,当他已是八十岁高龄,年少时的旖旎岁月已经过去近半个世纪。可当有人拿来一张他从未见过的林徽因的照片来请他辨别拍照的时间地点的时候,他仍还会凝视良久嘴角渐渐往下弯,像是要哭的样子,喉头微微动着,像有千言万语哽在那里。最后还是一言未发,紧紧捏着照片,生怕影中人飞走似的。许久,才抬起头,像小孩求情似的对别人说:给我吧!

林徽因的追悼会上,他为她写的挽联格外别致:一身诗意千寻瀑,万古人间四月天。四月天,在西方总是用来指艳日,丰盛与富饶。她在他心中,始终是最美的人间四月天。他还记得当时的情景,他跟人说,追悼会是在贤良寺举行,那一天,他的泪就没有停过。他渐渐说着,声音渐渐低下去,仿佛一本书,慢慢翻到最后一页。

近乎完美的人生

有着 1 米 73 的高挑个头、清秀知性的漂亮脸庞、哈佛的 MBA 学位和"最具发展眼光新锐青年"荣誉称号的谭海音,第一个"孩子"是中国最早的 B2B 电子商务网站"易趣网"。这个孩子让她成为了数字化的巾帼英雄,她任总裁。但让她成为一个真正的母亲的,却恰恰是这个孩子的离去。易趣为 eBay 收购后,谭海音无声退出,到德国去相夫教子。她曾说:"既要有很好的事业和家庭,也要有健康的孩子,这样才算是比较完美的女性。"她自己曾为《千万别"管"孩子——自主教育哈佛启示录》里的成功案例。2008 年 8 月 8 日她从德国回到上海,带着只有两个月大的蓝眼睛小 BABY。她说:"现在专心做妈妈,不但不强势,而且很不主流的,还有,三五年内也许我不会出来上班。"在德国美丽的树林里山坡上,与丈夫牵着手聊天,每天散步 8 公里。在她近乎完美的经历后面,续上的这一段,依然近乎完美。

事业、爱情、家庭均丰收的"歌神"

张学友,他辉煌事业众所周知,不必赘叙。他在 35 岁时与比他小 4 岁的罗美薇结束 10 年爱情长跑,在英国正式注册结婚,育有两个女儿,大女儿张瑶华 2000 年出生,二女儿张瑶萱 2005 年出生。张学友曾说能娶到罗美薇做老婆是自己这辈子最幸福的一件事。张学友是一个好老公,在外能赚钱,为家里撑起一片天,在内又是个贤夫慈父,他非常疼惜罗美薇,他说,一生一世处理好家庭与婚姻关系,不知要学多少东西。他永远把家庭放在第一位,甚至想到为家人牺牲自己的事业与兴趣。他对自己和太太的评价,足以看出他维持家庭稳定的秘诀:"做丈夫,我给自己打 60 多分,做父亲 70 分。我太太做妻子打 70 分,做母亲打 76 分吧,她给家庭的时间比我多。"这个分数不高但十分冷静的评语,反映了张学友对婚姻生活的务实。张学友还说:"我的目标是做一个好人,就算不是最好,也要好，不要对不起或者是伤害人，做丈夫和父亲也一样。"曾志伟对张学友的评价是："一个很麻烦的人。"曾志伟解释，在香港演艺圈，张学友是出了名的三不男人。"不离开香港，女儿上学之前不开工，每天工作不能超过10个小时。等会儿首映礼结束，他就要飞回香港给女儿做饭。"

▶▶▶ (3) 成功与幸福不分早晚、贫富

两位著名成功人士"知天命"之年的爱情婚姻令人羡慕不已!

据报道，2007年5月，中国作家协会主席，1957年出生的铁凝迎来了她准备充分的爱情与婚姻生活。在位于北京朝阳区的一家咖啡厅，新婚燕尔的铁凝携着1953年出生的爱侣华生，坐在记者面前。时任燕京华侨大学校长的华生，被广泛认为是对中国证券市场最具影响力的经济学家之一。两位都是事业有成的著名成功人士，在结婚前，男未婚，女未嫁，是中年人的美丽爱情故事。铁凝说：幸福是"心喜欢生"。2006年11月，铁凝当选新一届中国作家协会主席，她的情感生活成了聚焦点之一。"我不是独身主义者"，当时，接受南方周末记者专访时，铁凝如是说："我对婚姻也有好的期望，可我从来都是做好了失望的准备，因为我觉得做好了失望的准备，才可能迎来希望。但可能我准备得还不是特别充分。"她回忆了与冰心老人的对话。"你有男朋友了吗?"冰心问。"还没找呢"，铁凝回答。"你不要找，你要等"，90岁的冰心老人说。铁凝说："一个人在等，一个人也没有找，这就是我跟华生这些年的状态。""这个人就是我要找的，是我一生要跟他相依为命的人"，铁凝这样评介华生。铁凝喜欢"相依为命"这个词："爱情是什么? 爱情是无法言说的，所谓爱情就是当它到来的时候，其他的一切都将落花流水。"华生说，婚姻登记完毕上车后，铁凝情不自禁地说了一句，"啊，我结婚了。"华生也偶尔会在严肃的学术探讨之余，在微博上善意地抖搂几句在家和夫人铁凝的鸡毛蒜皮小事。一次，活没干完，他"读点文学犒劳自己，遂翻读老婆新作……但离作家太近的麻烦是，你难免疑心她作品暗讽的社会角色里，是否也有自己及狐朋狗友的影子"。参加中国经济理论创新奖颁奖典礼后回到家，华生见书桌上摆了27朵玫瑰，却未见送花人影，不免自惭形秽，"这算明白了为什么

自己人好，人缘却在人家之下"。现在的华生和铁凝，保持着各自的作息时间，晚饭后两人闲谈散步过后，在家各自看书直到凌晨，相得益彰，闲来则互相推荐书籍，"只是我看她的书多，她看我的少"，华生笑道。

79 岁老太太的惊艳舞蹈

2014 年，《英国达人秀》来了一位 79 岁的老人派迪，她和搭档尼科一老一小，一矮一高，节目是跳舞。一开始，他们舞步有点慢，甚至让人有点昏昏欲睡，不过，随着音乐节奏变换，让人吃惊的一幕发生了！各种高难度动作，旋转、托举、抛接，惊喜一重接着一重，让人目瞪口呆，这位 79 岁的老人轻松应对，神奇舞技也惊呆了台下许多人，评委们也在老太太表演完之后起立鼓掌欢呼："太惊奇了！"

平凡女子的"梦幻宫殿"

某城市一位女子，一直在做一个美梦，希望拥有一套全新的大房子，有宽敞舒适的大厅；有可以容得下大圆床、大化妆台、超大衣柜的主卧；有能容得下超大书柜、大气书桌的书房……她要亲自做设计师，让梦幻与浪漫的气息弥漫整个房子……但她囊中羞涩，怎么办？

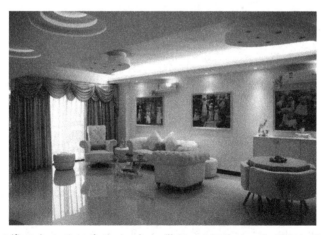

她测算了自己的经济能力，包括贷款、还款能力，明确什么是必取的，什么是可以舍弃的，在市区选择了一个适合自己生活和工作、均价不算太高的楼盘，贷款买了两套可以打通并实现自己美梦的毛坯单位，自己进行巧妙的设计、改造、装修、配饰、点缀，以最高的性价比实现了自己的美梦，

在实现美梦的过程中,有一个小细节,她设计的电视弧形烤漆柜柜门比例做错了,美观性大打折扣,如果重做,需要两个月时间,她的很多朋友说,算了,等两个月烦死了,但她非常清楚自己最需要的是尽可能完美地实现美梦,她沉得住气,等了两个月,终于享受了穷人拥有"大房子"美梦成真的喜悦与自豪,从此幸福地生活在专属于自己的"梦幻宫殿"中。

这位聪明、并不富有的平凡女子在实现自己的"梦幻宫殿"美梦时,应用了上述豁达治疗的多项感悟技术;相信自己的美梦一定可以成真,创造机会让自己的美梦成真;豁达地理解"大房子";非常明确自己的重要需要,睿智取舍,并清晰理解得与失、有得必有失等辩证关系;既积极努力、想尽办法实现美梦,又保持轻松随缘的平常心;她满怀喜悦地享受了美梦成真的每一分、每一秒。

▶▶▶(4) 发自内心的魅力

"最美老师"

人民网 2011 年 11 月 24 日报道:浙江衢州"最美老师"救煤气中毒学生一家三口。

11 月 10 日 7 时 50 分,衢州市衢江区第四小学六(2)班班主任陈霞照例"晨检",发现学生翁进城的位子空着,同学们都说不知道是怎么回事。想到翁进城的弟弟翁明冲就在隔壁六(1)班,陈霞就急忙跑去想询问情况。没想到,六(1)班班主任姜文也在找翁明冲,他也没来上学。两位班主任赶紧给孩子家长姚慧芬打电话,但对方手机欠费停机。两位班主任觉得不正常,很快与其他老师调好课,又叫上了体育老师江忠红,一起开车去翁进城、翁明冲姐弟俩的住处。发现家门紧锁。他们敲了很久,大声喊着学生的名字,房内始终没有回应。他们赶到姐弟俩的母亲姚慧芬上班的地方发现,姚慧芬打工的服装店店长夏肖艳也正急着找姚慧芬,因为姚慧芬必须 7 时 15 分到店里开门。"是不是出事了?"4 个人的心忐忑不安。因为夏肖艳对姚慧芬家比较熟悉,他们决定,夏肖艳再前往姚慧芬家打探情况;老师们则负责联系姚慧芬。打电话还是停机,他们就近找了充值点给手机充了值。电话通了,但始终没人接。一遍又一遍,姜文和陈霞反复给姚慧芬打电话,15分钟后,电话终于通了,电话那头的姚慧芬发出了微弱而又模糊的"啊啊"声。3位老师的心被揪起来了。姜文焦急地对着手机大声喊叫:"你在哪里?你在哪里……"电话里又传出了断断续续的微弱声音:"我们在家,起不来……孩子也起不来……"不一会儿,电话又断了。老师们赶紧打电话把情况告诉夏肖艳。夏肖艳赶到姚慧芬的住处后,发现她的电瓶车还在楼下,夏肖艳想踢开门,但踢不开。此时,她想到姚慧芬的弟弟就在附近,于是通过电话联系上他。姚的弟弟急忙赶到,一边喊一边敲门。这时,才有个老人(姚慧芬母亲)出来开门。他们走进门后发现,姚慧芬母子3人昏倒在房间里,床上都是呕吐物。大家立即将3人送到衢州市人民医院抢救,此时已是上午9点多。医生告诉他们,姚慧芬母子属一氧化碳中毒,如再晚半个小时,他们的生命可能就无法挽回了。原来,姚慧芬的母亲患有老年痴呆症,与女儿住在一起。由于经常忘记关煤炉,为防止出事,姚慧芬一到晚上就将煤炉拎进房间。平时她都是开窗睡觉,但前一天晚上因为实在太困,便忘了开窗。回想当时的一幕,姚慧芬十分感激:"如果没有老师上门,就可能没了我们一家3口!"

姚慧芬母子3人被救的故事很快就在衢州传开了,衢州新闻网与此有关的帖子,受到许多网友的追捧,几位老师被称为"最美老师"。网友说"衢州这些富有爱心和责任心的老师,无疑是'初冬的暖阳'。"

▶▶▶(5) 源自修养的高贵时尚

高贵自然的杨丽萍

《重庆时报》2012年3月12日报道:"杨丽萍提菜篮子观看法拉利车展。近日,杨丽萍提着一个菜篮子就去看法拉利车展,很从容。整个造型让网友直呼:"太拉轰了! 由内散发的强大气场,不只是外在的奢华可堆砌的!"3月6日晚,杨丽萍亮相豪车品牌法拉利昆明展厅。她一进门,手上挎的那个大菜篮子就"秒杀"全场。

不少网友表示震惊加盛赞,但也有网友认为,"这是杨丽萍故意的。"对此杨丽萍说:"我真的是无心的,直接拎着这个就去了,我觉得拿东西很方便啊,装了什么东西一目了然,比提个包方便多了。

更令人吃惊的是,这个菜篮子绝不是什么高档工艺品,而是杨丽萍的母亲在田间劳作时用的工具。"我从去年就开始提这个菜篮子了,当时我在地里看到我母亲在用它盛摘下来的菜,非常喜欢,有味道,我就问她要了,转眼间提了都一年多了,没觉得有什么不好,是不是很舒服很好看?"

至于篮子里琳琅满目都装着什么东西,杨丽萍透露,什么都有:药包、排练用的哨子、钱包、iPad、稿纸……

▶▶▶ (6) 张弛有度,健康快乐

徐静蕾度假

徐静蕾说:不能一直忙着,干完一个活,一定需要好好休息一段时间。

据报道,徐静蕾这两年主要的精力都放在当导演上,作品也日渐得到了市场的认可。之前徐静蕾在接受记者采访时表示,她是一个不能一直忙着的人,干完一个活,一定需要好好休息一段时间。

徐静蕾说,躲在国外休息的时候,是她最放松的时候。例如她会花一天的时间看电影,去电影院一口气买几场电影的票,买上热狗和爆米花,一场一场地看下来,看到晚上才满足地回家。她也喜欢购物,上午逛完下午继续逛,把店里喜欢的东西都买下,连店员都认识了这个中国"富婆"。不仅如此,徐静蕾还要埋怨店员怎么上新货上得那么慢,想买也没东西买了。

默克尔漫步

据报道,每逢周末,默克尔和丈夫都会抽出时间在郊外的别墅附近漫步。她说:"我每周至少有一次到郊外行走很长距离,这能使我的大脑暂时远离政事。"

普京迷上了游泳

普京被媒体称为"铁腕人物",2012年5月7日,他第三次就任俄罗斯总统。普京的休闲活动是游泳,他每天都会花三四十分钟的时间游上1000米。

▶▶▶ (7) 豁达乐观,永葆青春

进取豁达之人显得年轻、漂亮、帅气,长相和善、顺眼。俗话说"相由心生",人在30岁,特别是40岁以后,"心"就会慢慢地"写"在脸上,不豁达的人,慢慢会变成"愁眉苦脸"的"苦相",豁达宽容之人胸怀若谷、海纳百川、包容万物、平和愉悦,慢慢会变成常含微笑的"佛相"。

进取豁达之人注重自己的外表,不断进取让自己变得更漂亮,如科学地保持健康,保持皮肤、肌肉的良好状态,保持良好的身材,让健康的心身相互促进,最大限度地保持最佳心身状态。

不老女神赵雅芝

赵雅芝,生于 1954 年,20 世纪 70 年代末 80 年代初至今都是亿万人的心中偶像。她的演技、她的美貌、她的不老传奇,让几代人赞叹与折服,被大众誉为最具有中国美的妩媚女子。她的一颦一笑令人着迷,她是高贵优雅仙姬的代名词,她是华人女明星中的"不老女神"。中央电视台的《艺术人生》更是把赵雅芝视为倾国倾城的大美人。用"巧笑倩兮、美目盼兮"来形容赵雅芝最适合不过,虽然已是 60 岁的三个孩子的母亲,但几十年的风风雨雨似乎不曾在她的脸上留下任何痕迹,身材依然曼妙,那平添的成熟女人味令众人惊艳不已。她拥有美满的家庭,丈夫黄锦燊对她情深意切,关怀备至,夫妻俩常常出双入对,恩爱无比。赵雅芝的人气影响力一直居高不下,如今的她仍然手握十几家大小商家的代言,年收入不逊年轻红星,良好的仪态和保养指数也使她成为公认的不老女神和最优雅女人,她认为保持年轻最主要的方法就是好心态,她说:"美丽就是一种平和、自然的心态,即便不是一个天生丽质的人,只要拥有这样乐观、健康的心理,也一定会很好看。"

后 记

我原定用 3 个月的时间完成这本书,因为一切都已在心中,有大约一个月的寒假……然而我高估了自己的效率,低估了杂事的繁多,我有追求完美的"强迫症"性格,喜欢不断修改,反复思考或突然有感悟后,又修改……最后多用了一倍时间,总共 6 个月完成了这件作品。最后一个月是效率最高、最有激情的时光,写到最后,真的好像还有很多想说,舍不得收笔……写作是一个学习、思考、感悟、提升、创新的过程,无比愉悦!虽然不舍,但每一幕总有结束的时候,就让它先落幕吧。

人生如戏,每一个人都是自己人生戏里的绝对主角,这场戏的终极目标是,在剧终落幕时,主角可以欣慰地发出心声:"我,无悔今生!"

这场戏也许会苦乐相融、爱恨缠绵、悲喜交集……而主宰人生是精彩还是平淡、愉悦还是苦闷、成功还是失败、走向喜剧还是悲剧结局者,就是主角!进取而豁达的人生态度是创造美丽人生的良方,进取让人生精彩纷呈、趣味盎然、美不胜收……豁达让人生幸福快乐、舒适恬淡、收放自如……

在人生这场戏里,有很多幕、很多场景,每一个主角都有很多配角,不可能每一幕都是喜剧,也不可能每一幕都是悲剧,有的配角很支持、很撑场,有的配角总是捣乱和拆场,有的配角是主角最爱的仇人、最恨的爱人……所以,我们不必要求每一幕、每一场景、每一个配角都尽如人意,只要自爱、自信、自强、自立,进取豁达地演好主角,好好享受这场自己是唯一主角的人生大戏,就可达到"今生无悔"的境界!

后记以后还希望与读者们分享我 2014 年在朋友圈发表的一篇与进取豁达有关的散文:《紫色的天空》。

紫色的天空

　　我的天空一直是紫色的,最近才知道,原来现实的天空也偶有紫色的时光!

　　如幻似梦的紫色、玉洁冰清的雪白、温馨甜美的粉红一直是我最爱的颜色,她们也构建了我的人生颜色——对梦幻、纯真、温馨始终如一的向往与追求。然而,喜欢这颜色的人是虚幻的,因为世间少见,犹若紫色的天空只偶现瞬间。

　　如我般虚幻的人竟可以如此快乐地享受着实在的每一天,我感恩不尽!

　　今年6月我感到特别幸福!收获了人间许许多多的温情、关爱和美丽记忆!汕头之行非常惊喜、快乐、舒适、难忘!沙滩上的追逐嬉戏让我仿佛回到了童年!而6月让我感动不已的事难以尽数:有永远不忘我的生日、永远温暖我心的蜜友!有纷至沓来的甜蜜祝福!还有几位好久不见的朋友竟然准确记得我的生日!也许有去年的案例作比较,让我倍感温暖!

　　人生不可能一帆风顺,当我们遭遇挫折时,要知道,挫折是为了衬托顺利而存在的。当我们失去时,千万别忘了,有得到才有失去,倘若我们善于享受得到而宽容失去,那么,一切都是圆满的!当我们感到受伤时,一定要清楚,我们是因为享受过爱才会有受伤感,这种受伤感也可以解读为对爱的付出与感恩,尽管有一些伤害是难以理解的、毫无担当、毫无风度可言,也可以解读为TA当时必须那样做,或TA从中有所得,这还不属于"恶",我们何妨微笑着敞开心胸成人之美!这是行善积福,一定善有善报!我们祝福曾经伤害过我们的人,这是厚德载物!这是慈悲为怀!这是充满仙气的豁达与宽容!

　　无论男女,都希望幸福快乐、青春永驻,要让这样的美梦成真,就要有"凤凰涅槃,浴火重生"的能力;"随心所享"的胆识;"天然童真"的情趣;"淡定恬静"的从容;"任运随缘"的洒脱;"厚德载物"的度量;"豁达宽容"的仙气。

　　我想跟女孩们说:当你的王子变得连男人都不是时,无需讶异,更不必悲伤,这种现象很常见;当他由不是男人变回王子时,请尽情欢喜,因为一切都有可能在转瞬间消灭了踪影,好好珍惜和享受拥有和刹那拥有的一切,让自己的人生不留遗憾,让所有点滴欢喜将自己的人生装点得更加丰润、精彩、美妙!

更改了主语和宾语,就是我对男孩们说的话。

喜欢梦幻的人会比一般人遇到更多的磨难、痛苦与伤害,却也会获得更多的惊喜、美丽、自由与恬静!

上帝是公平的,关掉你一扇门,一定为你开启一扇窗;收走你一些东西,一定还给你一些什么。因此我们可以恬静地微笑着、豁达地宽容一切际遇。

如梦似幻的紫色升腾出飘渺仙气,玉洁冰清的雪白折射出纯真澄净,温馨甜美的粉红映照出柔和宁静,虽如水中之月、镜中之花,但只要养心若水,一定有缘唾手可得! 就如同只要学会把握偶现的美丽刹那,每个人都可以享受紫色的天空!